HALLUCINATIONS
ET DÉLIRE

LES FORMES HALLUCINATOIRES
DE L'AUTOMATISME VERBAL

Collection *Psychanalyse et Civilisations*
Série Trouvailles et Retrouvailles
dirigée par Jacques Chazaud

Renouer avec les grandes oeuvres, les grands thèmes, les grands moments, les grands débats de la Psychopathologie, de la Psychologie, de la Psychanalyse, telle est la finalité de cette série qui entend maintenir l'exigence de préserver, dans ces provinces de la Culture et des Sciences Humaines, la trace des origines. Mais place sera également donnée à des Essais montrant, dans leur perspective historique, l'impact d'ouverture et le potentiel de développement des grandes doctrines qui, pour faire date, continuent de nous faire signe et nous donnent la ressource nécessaire pour affronter les problèmes présents et à venir.

Dernières parutions

Au-delà du rationalisme morbide, Eugène MINKOWSKI, 1997.
Des idées de Jackson à un modèle organo-dynamique en psychiatrie, Henri EY, 1997.
Du délire des négations aux idées d'énormité, J. COTARD, M. CAMUSET, J. SEGLAS, 1997.
Modèles de normalité et psychopathologie, Daniel ZAGURY, 1998.
De la folie à deux à l'hystérie et autres états, Ch. LASEGUE, 1998.
Leçons cliniques sur la démence précoce et la psychose maniaco-dépressive, C. KRAEPELIN, 1998.
Les névroses. De la clinique à la thérapeutique, A.HESNARD, 1998.
L'image de notre corps, J. LHERMITTE, 1998.
L'hystérie, Jean-Martin CHARCOT, 1998.
Indications à suivre dans le traitement moral de la folie, F. LEURET, 1998.
La logique des sentiments, T. RIBOT, 1998.
Psychiatrie et pensée philosophique, C-J. BLANC, 1998.
Le thème de protection et la pensée morbide, Dr. Henri MAUREL, 1998.
L'écho de la pensée, Charles DURAND, 1998.
Henry Ey psychiatre du XXIe siècle, Association pour la fondation Henri Ey, 1998.
Mesmer et son secret, J. VINCHON, 1998.
De l'hystérie à la psychose, E. TRILLAT, 1999.
L'instinct et l'inconscient, W. H. R. RIVERS, 1999.

Henri EY

HALLUCINATIONS ET DÉLIRE

LES FORMES HALLUCINATOIRES DE L'AUTOMATISME VERBAL

Avant-propos de Robert M. Palem

Préface de Jules Séglas

Éditions L'Harmattan
5-7, rue de l'École-Polytechnique
75005 Paris - FRANCE

L'Harmattan Inc.
55, rue Saint-Jacques
Montréal (Qc) – CANADA H2Y 1K9

ISBN : 2-7384-7843-3

AVANT-PROPOS

Hallucinations et Délire (1934)

La psychiatrie de l'entre-deux-guerres (1920-1940)

Les trois grands noms qui hantent les esprits de cette période et dont la renommée nous est parvenue sont germaniques : l'allemand Kraepelin (mort en 1926), le suisse alémanique E. Bleuler (mort en 1939) et l'autrichien Freud (mort en 1939).

Ey est immergé dans le siècle et émarge à cette culture pourtant si éloignée de la sienne propre, lui le catalan exemplaire. Il emprunte, pour sa schizophrénie, le critère évolutif de Kraepelin (la chronicité) et le critère structural de Bleuler (la dissociation). Il emprunte, en sus, à ce dernier sa conception des symptômes primaires et secondaires qu'il dit se superposer très exactement aux signes positifs et signes négatifs de John H. Jackson (mort en 1911).

Il reprend à travers Bleuler-père l'héritage freudien car, ainsi que le rappelle si justement Etienne Trillat, "c'est bien grâce à Bleuler (au contact de son assistant C. G. Jung) que la psychiatrie s'est enrichie de l'apport freudien". Seule sa position indiscutable d'aliéniste expérimenté se livrant à une observation clinique rigoureuse, quotidienne et prolongée, de la population asilaire qui lui avait été confiée à la Rheinau puis au Burgholzi lui donnait l'autorité nécessaire pour affirmer le rôle de premier plan joué par l'inconscient freudien dans les psychoses. Mieux que Freud lui-même qui voyait essentiellement des névroses dans une activité qu'on dirait aujourd'hui de type libéral (en cabinet de ville)[1].

H. Ey, de la même manière, a occupé à Bonneval une position "privilégiée" qu'on a pu comparer à celle d'E. Bleuler au Burgholzi : vie au contact des malades, observation prolongée par le même médecin, stabilité géographique des uns et des autres.

Pour Henri Claude, le Maître de Sainte Anne (et d'Henri Ey jusqu'en 1933) dans les années trente, il y a une démence précoce, comme l'entend Kraepelin, foncièrement organique et des formes que Ey qualifiera plus tard de "mineures" : formes "schizomaniaques" et "schizonévrotiques", volontiers psychogènes. Elles sont, au fond, de nature différente.

En 1934, Ey expose dans un long mémoire de *L'Évolution psychiatrique*, sa conception des "Psychoses discordantes". Éclectique (quoi qu'il s'en défende ailleurs et plus tard), il ne craint pas de regrouper les formes paranoïdes et hébéphréno-catatoniques, les schizomanies de Claude et même les paraphrénies de Kraepelin, auxquelles il ajoute une forme "schizopraxique" qui n'aura pas d'avenir. Il se laisse prendre, lui aussi, à la quête ambiante du Graal (à savoir le "trouble fondamental" : relâchement primitif des associations, fragmentation, discordance, etc.).

Plus tard, il aura coupé le cordon avec l'École de H. Claude dont il aura pourtant été le plus beau

[1]C'est ce même type de contexte qui finalement donnera plus de crédit, en pratique, à l'oeuvre de Ey qu'à celle de l'admirable E. Minkowski (les deux hommes se tenaient en grande estime); bien que Minkowski soit passé aussi au Burgholzi et ait aussi une activité de clinique.

fleuron. Il pensera que son maître s'est trompé en séparant trop radicalement ses deux groupes de schizophrénie. Il n'y a pas des pseudo-schizophrénies ou des schizo-névroses, mais des vraies ou des fausses schizophrénies. Ça n'est pas la nosographie qui est en question, c'est la compétence du psychiatre.

Les états schizonévrotiques sont soit des "formes mineures" de schizophrénie, soit des "formes de début" de la schizophrénie. "Les formes de début se confondent avec les formes mineures... Autrement dit les formes mineures sont des formes abortives du processus schizophrénique". De toute façon, la spécificité schizophrénique n'est pas au commencement mais à la fin. Retour à Kraepelin.

En 1957, il se montrera de surcroît définitivement sceptique sur la recherche du "trouble fondamental", de troubles basaux et relativement isolés (noyaux, atomes) qui lui rappellent fâcheusement son vieil ennemi De Clérambault. Il se sera donc éloigné à la fois de Bleuler et de Claude et rapproché de Kraepelin et de Binswanger. Étrange force qui le pousse à toujours revenir vers ses premières amours, enrichi de toutes ses explorations et expériences. Comme, pour l'hallucination, ce retour à Esquirol si bien analysé par Patrice Belzeaux, en 1987.

Psychiatres et psychanalystes : leurs rapports (et pas seulement entre 1920 et 1940) feront toujours poser la question "rencontre ou malentendu ?" (Trillat)

En 1934, H. Ey est chef de clinique des maladies mentales et de l'encéphale à Sainte Anne dans le service du Professeur Henri Claude qui a eu le mérite quelques dix ans auparavant (1923) de confier une consultation de psychanalyse à Laforgue, après en avoir écarté Eugénie Sokolnicka d'origine polonaise, analysée par Freud, non médecin mais membre fondatrice de la Société Psychanalytique de Paris (SPP).

Henri a rencontré Renée depuis juin 1932 et file le parfait amour avec elle. On les voit poser avec l'équipe médicale de Claude.

A cette époque (entre 1932 et 1936), Lacan est encore très proche des surréalistes et découvre l'hégélianisme avec Georges Bataille. Il découvre aussi Sylvia, la femme de Bataille, en février 1934, au retour de son propre voyage de noces avec Marie-Louise Blondin.

Henri Ey, pendant ce temps-là, s'investit beaucoup dans le Groupe de L'Évolution psychiatrique, né en 1925 avec les psychanalystes de la “première génération” et le couple Minkowski, et dépense beaucoup d'efforts pour regrouper autour de lui les psychiatres et psychanalystes de la “seconde génération”. Les réunions se font, en 1934, à l'Institut de Psychanalyse.

L'influence de René Laforgue, entre 1932 et 1936, pionnier de la Psychanalyse en France et co-fondateur de *la Société Psychanalytique de Paris* et de *L'Évolution psychiatrique*, décline. L'IPA s'en méfie et le rejette pour ses déviations, *L'Évolution* le trouve décidément plus psychanalyste que psychiatre.

Françoise Dolto entreprend néanmoins une analyse avec lui en février 1934 ; pendant que des émeutes sanglantes font 14 morts dans la rue à Paris.

En 1936, *L'Évolution psychiatrique*, par la voix de Ey, soulignera sa vocation de confrontation pacifique et si possible bienveillante de la psychiatrie et de la psychanalyse et manifestera ses bonnes dispositions en publiant un numéro spécial consacré à Freud à l'occasion de son quatre-vingtième anniversaire.

Lacan est, depuis 1932 (et jusqu'en 1939), en analyse avec Loewenstein. Il entre à la SPP en 1934. Ey n'entreprendra jamais d'analyse personnelle, tout en encourageant ses élèves à s'y engager, sous quelques réserves ("pas plus d'un an...").

En 1934 encore, Gesell établit que l'enfant ne se reconnaît pas dans le miroir avant deux ans, ce qui posera plus tard quelques problèmes de calendrier aux lecteurs critiques du "stade du miroir" de Lacan à six mois (1936).

Le contexte socio-politique est, en 1934, plutôt sombre pour les "sciences juives". Qu'on en juge :

Hindenburg vient de mourir, remplacé par Hitler. Les nazis assassinent Dollfuss, brûlent les oeuvres de Freud. Himmler prend la direction des camps de concentration dans son pays (pendant que Staline instaure le Goulag).

Ben Gourion prédit le génocide des juifs d'Europe et les encourage à prendre le chemin de la Palestine. Kurt Goldstein quitte Berlin pour Amsterdam, Otto Rank s'installe à New-York, Wilhem Reich à Oslo. Hélène Deutsch décrit les "personnalités as if", précurseurs des "états limites", avant de s'exiler à son tour outre Atlantique.

On lance un avis de recherche sur Franz Kafka ... dix ans après sa mort à Kierling, près de Vienne, et son inhumation au cimetière juif de Strasnice à Prague.

Eugénie Sokolnicka (l'analyste d'André Gide et amie d'Édouard Pichon) se suicide par le gaz.

Pirandello se voit décerner le Prix Nobel de littérature et J.-P. Sartre écrit son premier grand texte philosophique : *La transcendance de l'Ego*. K.Goldstein publie *La structure de l'organisme* à La Haye.

Ey, pendant ce temps, travaille avec application. Il publie, en 1934, sur ses thèmes de prédilection (qui seront les mêmes tout au long de sa vie) : les rapports des états psychopathiques avec le rêve et le sommeil (*Ann-Médico-Psychol.*), les problèmes de la démence précoce et des états schizophréniques (*Evol. Psychiat.*), la responsabilité pénale des malades mentaux (*Ann-Médico-Psychol.*), les hallucinations psychomotrices verbales et le problème général des hallucinations (Congrès des aliénistes et neurologistes de Lyon).

Le "scandale de l'hallucination" est son obsession ... Qui percera ce mystère tiendra la "clé de voûte de la psychopathologie", idée qu'il partage avec son maître Paul Guiraud.

On ne dénombre pas moins de six articles sur ce sujet, de Claude et Ey mais également Ey tout seul, en 1932. Cela donne une idée de l'urgence ressentie à cette époque de repenser le problème des hallucinations.

L'année 1932 marque l'élan irrésistible de remise en cause du système de pensée de l'époque. Ce souci est partagé, comme en témoignent l'article de Minkowski dans le n°3 de *L'Évolution Psychiatrique* (1932) sur le "Problème des Hallucinations et le problème de l'Espace", un numéro spécial de *L'Encéphale* (n°5) de la même année ... mais aussi, avant et après eux les livres de Quercy, *L'Hallucination* (1930), de R. Mourgue, *Neurobiologie de l'Hallucination* (1932), et de D. Lagache, *Les Hallucinations Verbales et la Parole* (1934).

Cet élan culmine, en 1934, avec la parution du premier maître-livre de Ey, ***Hallucinations et Délire***, chez Alcan, à Paris. Ce livre avait tout d'abord été présenté sous forme de mémoire, en décembre 1932, et fut alors couronné par la Société Médico-Psychologique de Paris. Ce n'est pas sa thèse (Glycémie et maladies mentales) dont il s'est débarrassé à l'âge de vingt-six ans. Si l'on veut comparer, à armes égales, les deux frères ennemis Ey et Lacan, c'est à cet ouvrage de 1934 qu'il faut comparer la thèse de Lacan (1932).

C'est un travail clinique et critique remarquable. Il ne faudra donc pas attendre 1948-50, les *Études psychiatriques* et les développements phénoménogiques de cette époque, pour reconnaître **un très grand clinicien** en Ey, que Lacan, en 1935, distingue bien de “ces prétendus cliniciens qui deviennent des abstracteurs de délire et sont amenés à méconnaître une foule de traits significatifs du comportement du malade et de l’évolution de la maladie”.

Cet ouvrage a été mis au point et achevé, loin du bruit, de la fureur et des tentations parisiennes, au mas Potau, vieille bâtisse familiale posée à sept cents mètres d’altitude dans les Pyrénées céretanes, où il s’isolait pendant plusieurs jours pour écrire, face à la montagne recouverte de forêts. C’est en ces lieux qu’il traduisit, neuf ans auparavant (1925), pour lui-même et pour quelques autres *la Dementia Praecox* de E. Bleuler, mais aussi Freud, “ce professeur autrichien qui disait des choses tellement intéressantes ...” (témoignage de son frère Paul)[2].

Le Courrier de Céret (du 21 juillet 1934) en fait naturellement un rapport élogieux, bien que tout à fait mesuré, et s’en remet aux critiques professionnels : Edmond Jaloux dans *Le Jour* qui lui a consacré tout son article de la vie littéraire et le Dr Paul Guerin, ancien interne des hôpitaux de Paris, dans *Je suis partout*. Ce dernier écrit : “Si peu accessibles que soient aux profanes des discussions aussi subtiles, elles ne marquent pas moins une date importante en ce qui touche aux maladies de l’esprit : Henri Ey éclaire d’un jour nouveau les lois qui régissent le psychisme de l’être humain”. *Le Courrier de Céret* adresse consécutivement ses félicitations au Dr Henri Ey “qui apporte ainsi un sérieux appui au bagage déjà si riche du corps médical français”(sic).

Pour Roland Dalbiez, “la thèse psychologique soutenue par H. Ey est d’inspiration bergsonienne” et se

---

[2]*L’introduction à la psychanalyse* a été traduite en 1922 par Jankelevitch et *La science des rêves* par Meyerson, en 1926.

rattache à un "matérialisme dynamique"... avant tout dynamiste chez H. Ey[3].

Plus intéressant, avec le recul, est le point de vue de Lacan, un Lacan encore lisible et même "classique" dans son expression, qui s'exprime avec à la fois hauteur et bienveillance, dans *L'Évolution psychiatrique* (1935, fasc.I) et ne sera jamais plus élogieux envers son aîné : "importance, originalité... rare cohérence... valeur exemplaire", etc. "Si, en effet, tout converge enfin dans ce livre vers la réalité du malade, c'est que tout en part". Lacan pointe au passage une caractéristique essentielle -déjà- de Ey : "...la valeur de cette connaissance historique des notions où Ey aime à s'attacher. Cette connaissance féconde en toute science l'est plus encore en psychiatrie".

Le travail de Ey ne veut être que le développement de l'évolution, reconnue par Lacan lui-même, comme "profondément subversive des théories de Séglas", filiation qui reçoit ici la récompense du Maître lui-même sorti de sa retraite pour "préfacer généreusement ce livre".

L'enrobage théorique est discret (bien que Jackson soit déjà longuement cité en exergue) et n'indispose pas encore, bien que les postulats et matériaux essentiels de l'Organodynamisme soient déjà en place.

Ceux qui ne voudront entendre parler que d'hallucination observeront, dans la chronologie de la démarche réflexive de Ey, le passage de la "conviction intime" d'une sensation actuellement perçue en l'absence d'objet d'Esquirol (dans sa fameuse distinction entre hallucination et illusion et l'idée d'erreur ; notion qui renvoie elle-même à la notion de "structure délirante globale" puis de "déstructuration des niveaux de conscience"). Quoi de plus logique ? Apparemment...

---

[3]*Etudes carmélitaines*, octobre 1934.

Douze ans plus tard, au **Colloque de Bonneval de 1946**[4], Lacan s'appliquera au contraire, avec férocité, à prouver que "c'est là pourtant qu'il a pris la fausse route". S'il a bien eu raison de répugner à faire de l'hallucination comme sensation anormale "un objet placé dans les plis du cerveau", il a eu tort d'y mettre à la place le phénomène de la croyance délirante même, considéré comme phénomène de déficit. Or, affirme Lacan, si l'erreur est un déficit, la croyance n'en est pas un, même si elle nous trompe. Car "la croyance peut se fourvoyer au plus haut d'une pensée sans déchéance..."

Lacan, toujours à Bonneval, en 1946 regrette que l'orientation prise par H. Ey dans ce livre n'ait pas été poursuivie jusqu'au bout, et que le problème de la croyance chez l'halluciné ne l'ait pas conduit à l'idée d'une pure **psychogenèse** de l'hallucination.

Et pourtant, à l'époque...

- La compréhension psychologique par les facteurs affectifs et inconscients était assurément, plutôt du côté de H. Claude, le "patron" de Ey (dont Ey fut Chef de clinique de 1931 à 1933)[5] que du côté de De Clérambault, le "seul maître" revendiqué plus tard, avec quelque ambiguïté, par Lacan qui eut avec lui une relation mouvementée. De Clérambault accusa Lacan de lui voler ses idées quand, dans le même temps, Séglas reconnaissait Ey comme son meilleur porte-parole et continuateur.

---

[4]*Le problème de la psychogenèse des névroses et des psychoses*, Desclée de Brouwer, 1950, 222p.

[5]Une preuve parmi d'autres : le *Syndrome d'action extérieure* d'H. Claude connote, derrière les apparences du syndrome de De Clérambault, un ensemble de délires proprement psychogénétiques dans lesquels interviennent les tendances instinctivo-affectives et les facteurs inconscients (p.177). Le rôle des facteurs biologiques est limité à ces facteurs de baisse de niveau que sont le sommeil, l'anxiété, la confusion.

- Ey n'était point fermé à la psychogenèse, en ces temps-là. Il est nécessaire de "se poser la question de savoir, sans idées préconçues, si la dissolution fonctionnelle qu'il [le syndrome] représente est d'origine organique (lésion) ou psychique (organisation de la personnalité, trauma psychique, facteurs inconscients, etc..)", écrit-il (p23).

Il admet l'existence de "phénomènes dont le mécanisme est purement psychologique et notamment freudien : cette Psychanalyse dont il reconnaît qu'elle représente "la théorie extrême du «psychogène»"(p10). Il admet la "psychogénie" éventuelle des phénomènes névrotiques(p24). Il écrit (p27) : "... comment ne pas admettre une psychogenèse relative des symptômes (relations de compréhension avec l'ensemble de la personnalité) et même une psychogenèse de la maladie dans certains cas?"

Il peut y avoir des "facteurs affectifs de dissolution fonctionnelle" (p109-110). Des "facteurs affectifs clastiques" peuvent produire les mêmes effets de "dissolution des fonctions du réel" (état délirant, par exemple) que des lésions cérébrales graves (tumeurs, encéphalites et intoxications).

En 1932, il publie avec Borel un cas d' "*Obsession hallucinatoire zoopathique guérie par psychothérapie*"[6].

Jamais il ne fera plus de concessions aux analystes qu'en ces années Trente, et on l'oubliera ... pour n'en faire qu'un cordial adversaire ou un père abusif, un anti-Freud ou un faire-valoir, etc.

En 1950, en appendice à la publication par Desclée de Brouwer du Colloque de Bonneval de 1946 sur *Le problème de la psychogenèse des névroses et des psychoses*, L.Courchet évoquant encore *Hallucinations et délire* en dira ceci : c'est non seulement l'exposition du délire sous le symptôme, c'est encore la genèse du

---

[6]*Ann. Médico. Psychol.* n°2, juillet 1932, 1-4.

délire. Et de rappeler l'intérêt ancien de Ey (et son très grand classicisme psychiatrique, à ce propos) pour la notion d'Automatisme dont il fait des analyses phénoménologiques scrupuleuses, distinguant *grosso modo* l'automatisme-anarchie, désordre créé par un déficit (*sensu* Janet) et l'automatisme-adaptation ou encore utilisation (*sensu* Freud).

C'est que, entre 1934 et 1946, il y a eu la théorisation, avec Julien Rouart, à partir des idées du grand neurologue britannique John Hughlings Jackson, conduisant à **la grille Organodynamique** (1936 et 1938[7]); grille qui immanquablement évoquait fâcheusement à certains des barreaux et une contrainte. Et cette "théorie organiciste de la folie", Lacan la rejette sans appel.

Courchet déclare pourtant qu'en 1934, déjà, Henri Ey a réalisé une "synthèse extraordinairement puissante" entre ces deux courants et il regrette que, à l'heure actuelle, il paraisse l'avoir oublié.

Il ne l'oubliera pas, en réalité, puisque vingt-trois ans plus tard (en 1973) naîtra, dans la souffrance de Ey et l'éblouissement de ses lecteurs, le monumental *Traité des Hallucinations*. L'essentiel n'est plus dans la clinique qu'il prétend pourtant éclairer : il est dans la théorisation. Il ne s'agit plus d'une théorie utilitaire, de portée moyenne, pour expliquer les hallucinations, mais d'une entreprise beaucoup plus ambitieuse.

Du mystère de l'hallucination on est passé au "miracle de la perception", de la psychiatrie à la métaphysique de la connaissance, à l'anthropologie (au sens kantien).L'ouvrage de 1934 est devenu, rétroactive-

[7]*Essai des principes de Jackson à une conception dynamique de la neuro-psychiatrie* (préface par H. Claude), Doin ed., réédité en 1975 chez Privat, revu et augmenté, sous le titre *Des idées de Jackson à un modèle organo-dynamique en psychiatrie* et, tout récemment (1997) par J. Chazaud chez L'Harmattan, avec une présentation de C. J. Blanc.

ment, un ouvrage psychiatrique *classique*. L'ouvrage de 1973, en revanche, est un véritable traité philosophique de la nature de l'homme (H.Ellenberger) qui pourrait ouvrir des perspectives insoupçonnées à la psychiatrie du XXIème siècle et revaloriser ses servants, les psychiatres, qui en ont bien besoin.

Épilogue tragique d'une controverse scientifique :

Cette même année 1934, tandis que Claude publie seul divers articles centrés sur ce même problème et sur celui des délires et leur classification (en particulier sur les "*psychoses paranoïaques à type paraphrénique*"), tandis que Sacha Nacht publie une *Contribution à l'étude des facteurs affectifs dans la genèse des états hallucinatoires* (Evol.Psychiat. 4,39-53), Ey évoque à Lyon "*Les hallucinations psychomotrices verbales et le problème général des hallucinations* " (juillet 1934) .

Puis, en 1935, il fera le point à la Société médico-psychologique de l'état actuel du problème de l'activité hallucinatoire en reprenant la célèbre discussion de 1855 à la Société Médico-Psychologique qui réunissait entre autres grands noms : Delasiauve, Baillarger, Brière de Boismont, Maury, Michea, Parchappe, etc.

Les AMP mentionnent que ce travail de Mr Henri Ey, que l'heure tardive ne permit pas d'entendre à la séance du 22 octobre 1934 (où De Clérambault prononça ses dernières paroles publiques), fut remis à la séance suivante du 26 novembre. Ey, fortement contrarié (et qui avait fait le déplacement en train, la nuit, depuis Céret où il avait été assister une personne malade de sa famille) note dans ses papiers : "je fus empêché d'y prendre la parole par mon rang dans la discussion... c'est-à-dire par la mauvaise volonté du fourbe Ch..."

Cette discussion qui eut mis en présence Ey et De Clérambault, comme jadis Baillarger et Delasiauve et autour du même problème -c'est ce qu'entendait démontrer Ey- fut annulée et reportée en raison du suicide de De Clérambault survenu entre temps (le 17 novembre 1934).

Le choc des titans n'eut pas lieu. Ey qui a manqué là un de ses grands rendez-vous ne pourra que, magnanime, après la parution du *Traité* en 1973 (qualifié par C. J. Blanc d' "ouvrage psychiatrique du siècle") et considérant sans doute avoir définitivement gagné la partie, faire de De Clérambault un des 23 dédicataires de son ouvrage... avec S.Freud et Renée Ey, déjà dédicataire privilégiée de l'ouvrage de 1934. Ey ou la continuité... Henri et Renée : la "fidélité créatrice" (Claire Jacquelin).

Robert M.Palem,
Banyuls dels Aspres(10 mai 1997)

A LA MÉMOIRE DE MA MÈRE

AVERTISSEMENT

Ce petit volume que nous osons publier sur un sujet aussi irritant et difficile a fait l'objet d'un Mémoire remis en décembre 1932 à la Société Médico-Psychologique de Paris qui a bien voulu le couronner. Nous le faisons précéder d'une étude sur la notion d'automatisme. Déjà en décembre 1930 nous avons fait au Groupe de l'Évolution Psychiatrique *une conférence sur ce point qui a été publiée dans la suite. Nous avons cru devoir remanier et abréger cette première ébauche. Nous avons en particulier tenté de dissiper une des confusions qui l'obscurcissaient, celle de l'* « *organique* » *et du* « *mécanique* ».

Nous avons essayé de serrer les faits cliniques d'aussi près que possible et de ne perdre jamais de vue les malades que nous observons. Nous n'avons pas pu publier dans ce petit volume l'observation qui figurait dans notre Mémoire (Le cas Henri) et qui sera publiée ailleurs. Les documents cliniques qui sont la base de ce travail ont été puisés dans le service du Professeur Claude que nous remercions ainsi que le Professeur G. Dumas bien vivement de leur enseignement et de leur sollicitude.

Le sujet de cet ouvrage est traité en continuité

directe avec l'œuvre de Séglas. Nous n'avons jamais été son élève, aussi l'intérêt qu'il a bien voulu prendre à notre petit travail s'en trouve grandi à nos yeux. En se chargeant de présenter ce livre il nous a fait le plus grand honneur qui pouvait nous échoir, qu'il soit assuré de notre gratitude et de la volonté de nous montrer digne d'un si précieux encouragement.

H. E.

PRÉFACE

Malgré le nombre considérable de travaux dont elle a fourni la matière, la question de l'hallucination reste encore aujourd'hui un problème. Les théories anatomo-physiologiques, les unes après les autres, ont fait à peu près faillite. Je ne parle pas des théories psychologiques, qui, en précisant l'analyse du phénomène, nous ont permis d'avancer grandement dans la voie de sa connaissance, sans pouvoir toutefois en fournir l'explication définitive. En revanche au point de vue de la clinique psychiâtrique, la connaissance de l'hallucination a fait incontestablement des progrès considérables. Arrivé au terme de ma carrière, je puis aisément m'en rendre compte en jetant un regard en arrière.

Il y a cinquante ans, bien que l'hallucination eût déjà fait l'objet d'études très sérieuses et de discussions prolongées au sein des sociétés savantes, en clinique la recherche et le diagnostic en étaient extrêmement négligés, sauf peut-être pour les hallucinations d'origine toxique, et de caractère visuel. Mais ils restaient bien superficiels pour les hallucinations auditives surtout dans les formes chroniques avec délire plus ou moins systématisé, celles justement où elles se montrent le plus fréquemment et sous les aspects les plus intéressants.

On se bornait, dans l'examen du malade, à considérer l'hallucination pour ainsi dire de l'extérieur, dans ce qu'elle semblait avoir de perceptif, en se limitant à peu près aux dires mêmes du malade, et sans avoir l'air de soupçonner que les mêmes termes n'ont pas le même sens dans la bouche d'un aliéné ou d'un individu normal.

Souvent même on ne concluait à l'existence d'hallucination de l'ouïe qu'à l'attitude du malade. C'était parfait, mais à condition de ne pas exagérer. En effet l'hallucination n'est pas en général un phénomène actuel : certains malades qui ont l'attitude auditive, ont pu avoir autrefois, mais n'ont plus d'hallucinations. Chez d'autres même elle n'a jamais brillé que par son absence, aussi bien dans le passé que dans le présent, et leur attitude n'est qu'un jeu : on pourrait dire qu'ils jouent à l'hallucination comme des enfants s'amusent à jouer au téléphone.

Ainsi vu du dehors, tout le côté psychologique de l'hallucination se trouvait absolument négligé et c'est pourquoi l'on s'explique que, malgré les travaux cliniques si remarquables de Baillarger, si l'on daignait parler quelques fois de ses « hallucinations psychiques », on ne s'en occupait guère en pratique; et j'ai connu des élèves directs du maître, devenu des maîtres à leur tour, qui n'y prêtaient vraiment pas grande attention. On pouvait remarquer à cette époque pour les Hallucinations psychiques de Baillarger la même indifférence que pour la « confusion mentale » de Delasiauve. On sait si cette dernière a pris depuis sa revanche ! Il est à espérer que le livre de M. Ey sera pour les hallucinations psychiques ou psychomotrices ce qui fut jadis pour la confusion mentale le livre de Chaslin.

Cette attitude presque générale d'indifférence de la part des médecins à l'égard de la psychologie de l'hallucination auditive, et en particulier des hallucinations psychiques, n'était que le résultat de l'idée issue des travaux d'Esquirol et devenue une sorte d'aphorisme intangible, que l'hallucination n'était qu'une modalité pathologique de la perception « une perception sans objet ».

Ainsi n'était-il pas étonnant de voir classer les hallucinations en autant de variétés que de sens et distinguer, à côté des hallucinations de la vue et de l'ouïe, des hallucinations de l'odorat, du goût et du toucher.

Cependant, quelles différences !

S'il est possible de rencontrer dans le domaine auditif ou visuel des phénomènes qui rappellent ceux des trois autres sens, il en est d'autres qui leur restent propres et ce sont ceux-là qui mieux différenciés, plus complexes, méritent peut-être seuls la dénomination qu'on leur attribue.

Cela ne veut pas dire qu'entre hallucinations visuelles et auditives l'analogie soit complète et le parallélisme absolu.

J'ai toujours pensé au contraire qu'elles doivent

faire l'objet d'études séparées, aussi bien au point de vue psychoclinique qu'étiologique, car elles se montrent dans des occasions et sous des formes différentes.

Ce qui caractérise en effet l'hallucination de l'ouïe c'est qu'elle affecte le plus ordinairement la *forme verbale*, se manifestant comme *des voix qui articulent des paroles*.

On est vraiment étonné de voir combien ce détail, si important au point de vue de la psychologie pathologique, a été négligé par les anciens observateurs qui s'attachaient surtout à déterminer les caractères de la soi-disant perception auditive (netteté, distance, etc.) quelle qu'elle fût. Il est toujours permis de se faire illusion; si tel est mon cas, que l'on m'excuse lorsque je dirai que ce n'est peut-être qu'avec mes études sur « les hallucinations verbales et les troubles de la fonction langage chez les aliénés », utilisant pour l'hallucination toutes les données fournies par l'aphasie, que l'hallucination *verbale* s'est distinguée *nettement* et que l'hallucination psychomotrice, en particulier, a fini par conquérir la place importante qui lui revenait dans la clinique psycho-pathologique.

Une fois reconnu son caractère verbal, l'hallucination, au lieu d'être exclusivement un chapitre de la perception, devient ainsi, et surtout, un chapitre de la pathologie du langage intérieur.

Désormais il n'est plus possible de la considérer comme un simple trouble psycho-sensoriel; comme « un délire des sensations » suivant le terme en usage autrefois. Elle devient maintenant un véritable « délire » en donnant à cette expression toute sa pleine et entière signification.

Le rapprochement de l'hallucination verbale des syndrômes aphasiques devait inévitablement entraîner pour les hallucinations un groupement paralléle à celui qui distinguait les aphasies suivant qu'elles affectaient le langage de réception ou celui de transmission. Ainsi se trouvait-on amené à distinguer les hallucinations verbales en psycho-sensorielles — c'est-à-dire, pour le domaine auditif, les hallucinations dites de l'ouïe — et à côté d'elles les hallucinations *psycho-motrices*, ainsi dénommées parce qu'au lieu de perceptions sensorielles, auditives, elles s'accompagnaient de mouvements d'articulation automatiques, plus ou moins évidents pour l'observateur et plus ou moins conscients pour le malade, qui en faisaient non plus des paroles entendues par l'oreille mais un langage parlé.

On se trouvait ainsi ramené par un détour aux hallucinations psychiques de Baillarger, dont les hallucinations psycho-motrices semblaient fournir une explication et constituer tout au moins les formes les plus caractéristiques.

Plus tard, dans ce bloc des hallucinations psychiques, à côté des hallucinations psycho-motrices, fut distingué un autre groupe, celui des pseudo-hallucinations verbales, dans lesquelles le côté psycho-moteur n'est plus représenté par des mouvements, mais par des manifestations d'automatisme verbal en rapport avec un sentiment profond d'automatisme.

En résumé, ce qui fait maintenant la caractéristique de ces phénomènes ce n'est pas de se manifester comme plus ou moins semblables à une perception extérieure, c'est d'être des phénomènes d'automatisme verbal, une pensée verbale détachée du moi, un fait, pourrait-on dire, d'aliénation du langage.

Tout cela vient se traduire dans un symbolisme délirant de physionomie très spéciale, exprimant toujours la croyance à une contrainte, une domination, une emprise sur le moi et qui va du délire de possession le plus accentué à un simple délire d'influence.

J'ai insisté à maintes reprises, soit dans mes travaux soit dans ceux de mes élèves, sur cette particularité qui me paraît toujours de la plus haute importance en clinique. Elle établit une distinction entre les délires psycho-moteurs ou pseudo-hallucinatoires, exprimant un trouble du moi, avec d'autres formes hallucinatoires, délires des persécutions avec hallucinations dites psycho-sensorielles ou hallucinations vraies, intéressant les relations du moi avec l'extérieur.

J'ai attiré aussi l'attention sur la nécessité, pour bien comprendre ce que peut être l'hallucination verbale, de ne pas la considérer isolément, détachée de l'ensemble clinique au milieu duquel elle se développe et que l'on pourrait appeler l'état hallucinatoire. Ainsi envisagée, en tenant compte des indications que je viens de passer en revue, l'étude de l'hallucination verbale nous révèle qu'elle n'est pas un phénomène fixe. La clinique nous enseigne au contraire qu'elle est susceptible d'évolution ; qu'au bout d'un certain temps elle n'existe plus qu'en apparence, le malade ne conservant guère que l'attitude extérieure d'objectivation ; ou bien qu'en s'accentuant elle se transforme en d'autres symptômes : monologue, dialogue, psittacisme, salade de mots indiquant un processus de dissociation de plus en plus marqué non seulement dans la fonction du langage intérieur, mais dans tout le psychisme du sujet.

Ce résumé très rapide suffit à montrer la modification profonde de la conception des hallucinations et les progrès réalisés en clinique depuis cinquante ans.

En ce qui a trait plus particulièrement à l'hallucination psycho-motrice, à ne considérer que le côté clinique, il me semble que les idées n'ont pas sensiblement évolué depuis mon dernier article de 1914 et que, dans leurs lignes principales, les choses sont restées à peu près telles que je viens de les résumer.

Il n'en est pas de même des théories explicatives. Cela n'a rien d'étonnant si l'on veut bien remarquer que, dans cet intervalle, les données anatomo-cliniques sur l'aphasie ont subi un remaniement complet. En même temps la théorie de l'hallucination par excitation des centres sensoriels, que j'avais pour ma part critiquée comme insuffisante dès le début de mes études et que je n'avais guère employée que comme moyen de démonstration et d'enseignement, a fini par être à peu près complètement abandonnée.

Parallèlement, en psychologie, on a vu se substituer à l'ancienne une nouvelle conception des images et de leurs rapports avec le mouvement, entraînant corrélativement une conception renouvelée du langage comme une fonction motrice complexe qui soutient avec la pensée des rapports étroits : si bien qu'un langage automatique ne peut plus être considéré comme une « éclosion positive, une néoformation d'images ». Ajoutons à cela toute une série d'idées nouvelles sur la force et la faiblesse psychologique, sur le langage considéré comme fonction sociale, etc.

Je ne puis insister davantage sur tous ces points qui exigent pour être bien compris certains développements. Le lecteur les trouvera dans le livre de M. Henri Ey, notamment dans l'introduction et dans les trois premiers chapitres de la première partie : ils s'y trouvent exposés sous une forme aussi succincte mais aussi précise que possible.

Cette première partie contient encore un historique de la question (chapitre II). Qu'il me soit permis à ce propos d'exprimer à M. Henry Ey tous mes remerciements de m'avoir aussi bien compris et d'avoir aussi clairement exposé l'évolution progressive de mes idées de 1888 à 1914, se détachant de plus en plus de l'ancienne conception des images sensorielles et de l'excitation des centres corticaux pour s'orienter à la fin dans la voie ou lui-même aujourd'hui s'engage complètement. Ce chapitre aurait pu sembler difficile à un lecteur peu familiarisé avec ces questions, en raison des variations de la terminologie, si

M. Henry Ey n'avait pris soin à tout instant de bien préciser, dans leur équivalence ou leur différence, la signification des termes.

Dans les autres chapitres, nous trouvons la description et l'analyse des hallucinations psychomotrices, comprenant les phénomènes « forcés » et les phénomènes « étrangers » qui correspondent à peu près à mes hallucinations psycho-motrices et à mes pseudo-hallucinations verbales; puis les sentiments d'automatisme et d'influence qui les conditionnent les uns ou les autres; et enfin les conditions même de ces sentiments d'influence et d'automatisme.

La seconde partie, entièrement consacrée à l'automatisme verbal et aux formes délirantes, présente un intérêt tout particulier en psychiatrie clinique.

Je ne saurais trop insister sur l'importance des pages que M. Ey consacre à l'évolution des phénomènes psycho-moteurs. J'ai été heureux de retrouver là, sous une plume étrangère, les idées sur lesquelles j'avais essayé d'attirer l'attention en 1913 et 1914 et que j'ai indiquées sommairement plus haut.

Il en est de même pour les chapitres des considérations relatives aux types cliniques des délires avec phénomènes psycho-moteurs, sur lesquels je suis revenu à maintes reprises de 1893 à 1914.

Je crois que l'on peut admettre aujourd'hui comme un fait clinique indiscutable que les délires psychomoteurs ont un caractère spécial qui va du délire de possession au délire d'influence quelle qu'en soit la formule.

Jusque-là confondus avec les délirants persécutés ordinaires (type Lasègue-Falret, délirants chroniques de Magnan) plus ou moins hallucinés sous la forme sensorielle vraie, il y a intérêt pour le clinicien à les distinguer ; et j'ai été heureux de constater que c'était aussi l'opinion professée par M. Henri Ey.

Je m'arrête, car il faut savoir se borner.

Il me semble que les considérations que je viens d'exposer doivent suffire à montrer tout l'intérêt que peut présenter au lecteur le livre de M. Henri Ey. C'est un exposé de la question, sobre mais complet, clair et précis; une excellente mise au point des travaux antérieurs, qui comporte en plus une part de recherches et de vues personnelles très importante. Ce travail n'est d'ailleurs pas un essai et l'auteur s'est déjà signalé à l'attention par une série de mémoires intéressants sur la question des hallucinations qui semble le passionner. Aussi nous est-il permis de penser que ce livre n'est que le premier d'une série; sans doute d'autres viendront le compléter, que celui-ci nous fera attendre avec impatience. Sous son apparence modeste, ce petit livre me paraît destiné à devenir rapidement classique : dès aujourd'hui il a sa place marquée dans la bibliothèque de tous ceux, médecins, psychologues, étudiants qui, de près ou de loin, s'intéressent aux choses de la psychiâtrie, en particulier au problème toujours renouvelé et toujours passionnant de l'hallucination.

J. Séglas,

Médecin honoraire de la Salpêtrière.

HALLUCINATIONS ET DÉLIRE

INTRODUCTION

LA NOTION D'AUTOMATISME EN PSYCHOPATHOLOGIE

> Je soutiens que la maladie ne produit que des symptômes mentaux négatifs répondant à la dissolution et que tous les symptômes mentaux positifs complexes (illusions, hallucinations, délires et conduite extravagante) sont le résultat de l'activité d'éléments nerveux non affectés par le processus pathologique... Les idées les plus absurdes et les actions les plus extravagantes des aliénés sont les survivances de leurs états les mieux adaptés... Les illusions, etc. (d'un aliéné), ne sont pas causées par la maladie, mais sont le résultat de l'activité de ce qui reste de lui (de ce que la maladie a épargné) de tout ce qui existe encore de lui : ses illusions, etc., sont son esprit.
>
> (Hughlings Jackson, *Croonian Lectures* 1884. Trad., par A. Pariss.)

Nous nous proposons d'étudier parmi les phénomènes d'automatisme psychologique complexes qui constituent les syndromes psychopathiques, *l'automatisme verbal dans ses formes hallucinatoires*. Il importe donc de bien préciser cette notion d'automatisme et de chercher dans son analyse le fil conducteur d'une hypothèse. Se référer à l'automatisme est une explication dont on se contente à peu de frais, en matière de psychiatrie. Mais « automatisme » ne veut pas dire grand'chose. C'est un concept négatif qui implique une sorte d'ambiguïté. En essayant de réduire l'antinomie qu'elle enveloppe, nous nous mettrons en mesure de concevoir le déploiement de l'activité psychique sur une échelle de niveaux que le « normal » et le « pathologique » parcourent, peut-on dire, incessamment.

I. — Ambiguïté de la notion d'automatisme

Une machine est un organisme dont toutes les parties sont disposées en vue d'une fin nécessaire, c'est-à-dire dont l'arrangement est systématique et fixe. Le fonctionnement d'une machine dépend de son ressort ou de son moteur et on peut dire en un certain sens qu'elle se meut elle-même (automate). Mais cette spontanéité n'est qu'une apparence : en fait le fonctionnement de la machine dépend de sa structure interne et de facteurs externes, de ses propriétés physiques, de ses rouages et du facteur déclenchant du mécanisme. L'automatisme apparaît sous un double aspect : apparence de spontanéité, d'autonomie et transfert mécanique de l'excitation initiale jusqu'au résultat final. Il y a donc dans la notion d'automatisme une ambiguïté essentielle puisque, tout en obéissant aux lois d'un déterminisme rigoureux, l'acte automatique présente une certaine *apparence de spontanéité*. Un « automate » est une mécanique, mais une mécanique qui a une apparence de spontanéité.

Or l'activité humaine présente bien des aspects conformes à cette « apparence de spontanéité ». Ils constituent l'ensemble des actes ou des idées qui imitent les actes ou les idées « volontaires », mais se produisent sans l'intervention de la « volonté ». Nous disons alors que cet acte ou ce système idéique ou verbal est *automatique*. Seulement nous ne le disons pas toujours dans le même sens, soit que nous voulions désigner un phénomène dont l'accomplissement est nécessairement lié à des excitations externes qui aboutissent à sa conclusion avec la même sûreté que la percussion du tendon rotulien provoque l'extension du quadriceps (la conduite d'une automobile par un bon chauffeur), soit que nous voulions dire qu'il échappe au contraire à toute sollicitation extérieure et qu'il dépend de facteurs internes (le bâillement, la colère, etc.).

L'activité automatique nous apparaît tantôt comme une activité « mécanique », « réflexe », tantôt comme un mouvement « propriomoteur » mais involontaire. Elle est, ou mécanisme, ou spontanéité[1].

Une telle ambiguïté répond à une autre ambiguïté, celle du concept de volonté.

On peut se représenter, en effet, la volonté tantôt comme un pouvoir d'inhibition qui exige de nos actions ou de nos pensées, qu'elles soient conformes à la logique ou à la morale (et plus généralement aux impératifs sociaux), tantôt comme la sphère des appétits, des tendances et des désirs. Dans le premier cas la volonté est conscience et discipline, dans le deuxième elle exprime l'inconscient et l'instinct. Or nous croyons qu'une seule définition est assez générale pour comprendre toute la masse des faits que l'on appelle automatiques, c'est : *ce qui n'est pas « volontaire »*.

Selon donc que l'on visera plus spécialement l'un ou l'autre aspect de la « volonté », on appellera actes automatiques, c'est-à-dire non volontaires, des actes

1. Nous avons assez récemment lu dans l'étude que Vermeylen consacre aux Conférences de Blondel sur les hallucinations (Bruxelles, 1927-28) que cet éminent psychologue a traité de l'ambiguïté de la notion d'automatisme et particulièrement de sa confusion avec le spontané. Nous renvoyons également aux belles analyses de Ceillier sur la notion d'automatisme.

bien différents. La notion d'un automatisme considéré comme un ressort qui se détend (la colère, l'impulsion motrice, l'inspiration) s'oppose à la volonté définie par l'élément rationnel, la fonction d'inhibition : l'acte automatique est alors l'expression d'une pulsion affective. La notion d'un automatisme qui le représente sous la forme d'une série rigoureusement déterminée d'actes réflexes associés aux excitations extérieures s'oppose à celle d'une volonté définie par l'élément désir : l'acte automatique est l'acte dépourvu de toute intention (ex. : un militaire récemment rendu à la vie civile salue un officier).

Il existe donc deux définitions extrêmes de l'activité automatique, l'une liée à la notion de pulsion affective non disciplinée, l'autre de centres associatifs, de mécanismes montés et toujours prêts à se détendre. Pour l'une, l'acte automatique apparaît comme mû par des ressorts affectifs et souvent secrets. Pour l'autre, l'acte automatique est un système associatif mis en mouvement mécaniquement et d'une manière fortuite. Ces deux définitions que l'analyse isole se trouvent généralement confondues sous l'ambiguïté de la notion commune d'*une apparente mais fausse spontanéité*.

*
* *

Nous allons retrouver dans l'analyse de l'activité automatique habituelle ces deux conceptions qui correspondent, pensons-nous, à deux plans différents d'activité.

1° *L'automatisme de l'habitude.*

On peut dire que l'automatisme est l'ivraie de la pensée et de l'action humaines. Il tend à les envahir et à les étouffer. Notre vie se trouve partagée entre notre sommeil, nos distractions et nos routines : la machine marche toute seule. La volonté n'intervient que rarement et seulement aux tournants dangereux car elle représente un effort difficile et fatigant.

Dans une première série d'actes automatiques nous placerons les réflexes, les fonctions motrices, les associations fortuites, le travail routinier de l'esprit. L'arc réflexe représente l'automatisme le plus simple, mais il ne répond peut-être pas tout à fait cependant à la notion d'automatisme qui, comme nous l'avons dit, implique à côté du caractère machinal celui d'un certain « montage », d'une certaine organisation. L'acte automatique (type « mouvements automatiques associés » en symptomatologie neurologique) est, en effet, quelque chose de plus que le réflexe, il est plus complexe ; ce qui lui assure une autonomie relative, une physionomie particulière, c'est qu'il représente un groupement fonctionnel. Les fonctions psychiques, depuis les actes de dressage jusqu'aux actes symboliques (l'écriture et le langage), représentent des automatismes en ce sens que l'exécution, le passage à l'acte de ces ensembles fonctionnels peut se faire sans l'intervention de la volonté.

Sur un autre plan, il nous arrive constamment qu'une sensation déclenche une série d'autres images avec lesquelles elle soutient des rapports de contiguïté spatiale ou temporelle selon les hasards de notre expérience antérieure. Il s'agit là de l'association la plus extérieure à notre personnalité, puisque les images se nouent et se dénouent en quelque sorte à la surface de notre Moi. Il en est de même de toutes les autres formes d'associations purement formelles et inaffectives dont l'existence ne saurait être sérieusement mise en doute.

Enfin, même quand notre esprit ne se contracte pas

et flotte, il se trouve entraîné dans des jeux qui ne sont pas toujours sans valeur. Notre éducation nous a rompus à des exercices logiques que la forme même de notre langage intérieur entretient perpétuellement, et nous possédons là un instrument économique de pensée que nous utilisons encore « automatiquement » selon les lois même de l'habitude.

Cette utilisation économique se retrouve surtout dans les implications automatiques de l'acte concerté et voulu. Aller prendre le train implique par exemple l'accomplissement de toute une série d'actes qui n'ont pas besoin d'être explicitement voulus. Ils se déroulent automatiquement une fois la décision prise. De même, dans l'ordre de la pensée, lorsque nous nous proposons telle fin donnée, nous utilisons des schémas, des formules, des règles qui se trouvent entraînés par les lois de l'habitude mentale.

Les actes automatiques habituels représentent donc une activité dont l'expérience avec ses hasards et son dressage a monté les mécanismes. Ce qui confère à ces actes leur caractère automatique, c'est précisément qu'ils paraissent mus par la force même de leur organisation (ils sont « montés ») et se déroulent en dehors d'une attention consciente et explicite.

2° *L'automatisme affectif.*

Cependant il existe tout un autre plan de pensées et d'actions où nos actes se font également en dehors ou malgré le contrôle de la volonté, mais non plus seulement en vertu d'associations habituelles. Ce qui détermine de tels actes, ce sont des *pulsions affectives*, des désirs, des tendances.

Généralement, nos désirs, nos tendances se subordonnent à une motivation plus ou moins intelligente ou morale (c'est la définition de l'acte volontaire), ils sont alors conscients, mais il arrive, quelquefois, que nous sommes la proie de sollicitations affectives trop violentes (colères) ou cachées (actes manqués, lapsus, rêves) qui déterminent nos actions ou nos pensées « involontairement ». De tels actes ou de telles pensées sont dits « automatiques » à cause de leur caractère involontaire, mais, si nous en croyons les exemples incontestables fournis par les psychanalystes, il s'agit d'un automatisme bien différent de l'automatisme purement associatif, ce sont des actes qui répondent à une finalité affective le plus souvent purement inconsciente.

*
* *

Activité purement associative, organisation affective, telles sont les deux formes d'automatisme normal. Nous retrouvons dans leur opposition les deux conceptions mises en lumière dans notre premier paragraphe. D'un côté, il s'agit d'actes ou d'idées dont la loi de déclenchement et d'organisation est la loi d'association, et l'inconscient apparaît comme la forme même d'organisation mnésique de notre personnalité. D'un autre côté, il s'agit d'actes ou de pensées dont le principe de détermination réside dans des tendances affectives et l'inconscient, représente le moteur de notre activité, l'ensemble de nos appétits obscurs et agissants.

Nous croyons que le seul moyen de réduire cette antinomie c'est de considérer qu'il s'agit de plans différents de l'activité mentale. A un degré plus bas l'esprit flottant est capable seulement d'activité associative et fortuite. A un degré supérieur mais inférieur encore à l'activité réfléchie et volontaire, il s'organise selon un type de pensée affective, première ébauche de sa finalité. C'est l'*hypothèse* d'une telle hiérarchie qui nous guidera dans tout ce travail.

II. — Les deux conceptions de l'activité automatique

1° *Automatisme fortuit et automatisme affectif.*

Si l'automatisme peut être considéré comme une activité non volontaire, il est bien clair que tout phénomène d'ordre psychiatrique pourra nous apparaître comme tel. C'est en effet le fond de la théorie psychiatrique classique. Le Code pénal, en définissant l'aliénation mentale comme une force à laquelle on ne peut pas résister, reflète la même opinion.

Que sont, en effet, dans l'activité de l'esprit les phénomènes pathologiques ? Ce sont ou bien des *phénomènes de déficit* portant sur les opérations de l'esprit (automatismes verbaux, stock d'images, etc.), ou bien des actes ou des idées dont « l'originalité » ne paraît pas réductible à un déterminisme psychologique tel que l'équilibre volitionnel le réalise. Ce qui caractérise le fait pathologique, c'est son absence de relation avec une motivation juste. En ce sens, les concepts de « trouble mental » et de « phénomènes automatiques » apparaissent très voisins.

Mais il y a plus. Ces deux notions s'apparentent encore en ce sens qu'elles impliquent toutes les deux une idée d'infériorité et de déficience. Il y a en effet dans le concept d'aliénation mental, à côté de l'idée d'anomalie, celle d'infériorité qui explique le malaise que l'on ressent généralement à parler d'un génie malade et génial par sa maladie.

Que le trouble mental se traduise en actes, en idées délirantes, en phénomènes sensoriels, il apparaît toujours classiquement comme un acte « impulsif », une idée « issue d'un cerveau malade » ou une « hallucination », et nous verrons que les psychiâtres se sont trouvés entraînés à garantir cette extrême originalité de l'acte ou de l'idée par ce qui paraît le plus satisfaire l'esprit : *une lésion cérébrale*. L'automatisme mental a toujours été le schème d'explication habituel du psychiâtre, seulement tout le monde ne s'entend pas sur la même conception de l'automatisme.

Ici nous allons, comme nous devons nous y attendre, retrouver la double conception impliquée dans la notion confuse d'automatisme.

Les uns se représentent l'activité mentale comme un enchaînement de réflexes plus ou moins compliqués et inscrits dans les structures nerveuses de telle sorte que des modifications cérébrales sont à l'origine de tous les phénomènes « morbides » dont la pathogénie est purement neurologique. Ils garantissent ainsi au fait psychiatrique son caractère automatique maximum en le rapportant à une étiologie « mécanique et fortuite ». La modification cérébrale déterminante apparaît dès lors comme un *phénomène de hasard*, un *accident* qui détermine des phénomènes *involontaires au maximum*.

Pour les autres, au contraire, il n'y a qu'une apparence de fortuit et d'inintentionnel ; que de tels phénomènes ne soient pas volontaires, cela éclate aux yeux le plus souvent (délire, hallucinations, catatonie, fugues, etc.) ; mais ce serait une erreur, disent-ils, que de s'imaginer qu'il y a dans ces actes automatiques un simple déclenchement fortuit par une lésion cérébrale. Ce qu'il y a à la racine de tels phénomènes, c'est l'organisation de la personnalité, ses tendances, ses désirs, ses conflits affectifs, *il ne s'agit pas d'un phénomène de hasard*...

Il existe entre ces deux points de vue un malentendu plus apparent que réel, car « organicistes » et « psychanalystes » se font, au fond, ou devraient se faire la même conception du hasard et du déterminisme psychopathique.

Un fait de hasard est un fait de hasard par rapport à un enchainement de faits donnés. Il représente l'intervention, dans cette série de faits, d'un fait appartenant à une autre série et qui n'était pas connu. D'un côté il y a la boule, ses propriétés physiques, de l'autre son impulsion initiale et les résistances qu'elle rencontre dans son parcours. Le point où elle s'arrête est fixé par le hasard parce qu'il résulte de la combinaison de ces deux séries de faits. Le hasard apparaît comme l'imprévisible, ce qui, n'ayant pu être déterminé par avance, donne l'illusion de n'être pas déterminé du tout. Si l'on admet que l'acte automatique est l'acte qui échappe le plus à une intention du sujet, son caractère automatique lui est dès lors conféré au maximum par une lésion cérébrale. Et il représente bien un phénomène de hasard comme on vient de le définir. Cette stéréotypie, par exemple, elle ne se raccorde pas à une motivation psychologique (série de déterminisme psychologique des mobiles, des désirs, des tendances, etc.), elle est déterminée par l'intervention, dans le comportement de l'individu, d'un fait nouveau et imprévu : la lésion[1] à laquelle elle se raccorde. C'est bien dans ce sens également que Freud déclare que certains phénomènes psychiques ne sont pas fortuits[2]. Et ils ne sont pas fortuits car ils se raccordent

1. Nous employons ici *lésion* dans son sens le plus général d'accident physiologique, qu'il entraîne une véritable perte de substance ou seulement un dysfonctionnement, car il n'y a pas là de différence essentielle de nature.

2. Nous avons pris dans toute cette étude « psychanalytique » comme synonyme de ce qu'on appelle généralement « psychogène » ou « psychologique », car nous pensons que si le psychique, pour se définir doit s'opposer à quelque chose qui ne l'est pas, c'est au fortuit, à ce qui est dépourvu de « signification ». Or la psychanalyse représente à ce point de vue la théorie extrême du « psychogène ».

à une constellation de complexes psychiques qui leur confère une « signification » comme la ligne détermine le sens des points dont elle est constituée.

Les deux conceptions postulent au fond la même conception déterministe — (celle qui, seule, soutient le savoir humain), mais elles invoquent des « séries » de faits différents. L'une recherche une détermination fortuite immédiate et exogène (la lésion), l'autre, une détermination — fortuite encore — médiate et endogène (le complexe).

2° *La conception mécanique « des automatismes ».*

L'hypothèse mécaniste se représente le caractère « volontaire » la finalité de l'action comme liée à sa complexité : qu'est-ce qui empêche, dit-elle, une excitation mécanique au lieu d'exalter des systèmes simples, de déclencher des fonctions complexes ? C'est la dissolution de la notion de volonté et c'est aussi, qu'on y prenne garde, celle de la notion d'automatisme, *car il s'agit là d'un de ces couples contradictoires qui ne se définissent que l'un par rapport à l'autre*. Mais, qu'on le veuille ou non, il y a en fait une différence — et il doit y avoir un moyen de discrimination — entre un acte accompli en conformité avec des mobiles intentionnels et un déclenchement mécanique pour si complexe qu'il soit. A accepter cette hypothèse on aboutit à effacer la *possibilité* des limites d'un acte accompli par déclenchement mécanique et d'un acte accompli par intention.

Si un choc quelconque, aussi bien que les dix sous introduits dans un distributeur de chocolat, provoque la mise en train de la machine, cela est dû naturellement à l'organisation fixe de la machine, seulement cette réponse machinale et anormale reste généralement unique, car c'est la dernière : la machine est détraquée. Si, au contraire, le choc aboutissait toujours aussi régulièrement au même résultat que l'introduction de la pièce il y aurait « indifférence » totale de la part de la machine à l'égard de l'un ou l'autre des deux facteurs de déclenchement, seulement la pièce de dix sous perdrait beaucoup de sa valeur de plus on ne pourrait pas distinguer une activité de la machine causée par le choc d'une activité produite par l'agent « normal ». L'extension abusive et *illimitée* de la théorie organique par les excitations mécaniques qui *peuvent tout faire en matière de psychisme* démonétise entièrement l'activité mentale et ne peut plus rendre compte de *la différence de fait qu'il y a entre un acte automatique et un acte qui ne l'est pas.*

Nous venons de voir que la théorie « organique » qui se flattait de séparer nettement et définitivement le phénomène pathologique du phénomène normal est dans l'obligation de se représenter la lésion comme un facteur déclenchant de systèmes associatifs (idées, images). Elle est entraînée par son propre mouvement à admettre que ce facteur mécanique initial peut déclencher l'activité automatique la plus complexe et la plus « eupraxique ». La conséquence que nous venons de souligner en est que, si l'excitation mécanique peut effectivement tout réaliser en matière d'action ou de pensée humaine, il faut dire tout de suite que la volonté est un mot, mais proclamer en même temps que l'automatisme n'est qu'un mot également. Dès lors, la distinction du normal et du pathologique s'écroule en même temps que celle du volontaire et de l'automatique. (Une fugue est pathologique quand elle est automatique, elle cesse d'être l'un quand elle cesse d'être l'autre.)

Mais il y a plus et nous revenons par un détour à examiner de plus près l'hypothèse associationniste. A vouloir séparer le pathologique du normal, l'automatique du volontaire de façon si radicale, la théorie mécanique de l'automatisme en vient à isoler le phénomène automatique de son contexte, à le désintégrer de la personnalité du sujet, à le représenter comme une sorte de production de toutes pièces, une vraie création mécanique. Si bien qu'au sein de la mentalité normale une sorte de néoplasie psychique surgirait. Mais de deux choses l'une, ou bien l'analyse réduit cette monstruosité à n'être que l'extension de tendances, de croyances profondément ancrées dans la personnalité du sujet, et alors cette néoproduction apparaît beaucoup moins originale et singulière malgré son déclenchement organique, — ou bien il y a là un véritable hiatus entre ces nouvelles croyances, ces idées délirantes, ces stéréotypies, ces sentiments, ces fugues, etc., et dès lors on s'interdit de rechercher la genèse de ce parasitisme idéique ou moteur dans les élans de la personnalité. Et c'est bien à cette dernière hypothèse que les mécanicistes se rangent généralement en invoquant la neutralité, l'absence de continuité avec les tendances et le caractère psychologique.

Mais, en fait, l'analyse clinique saisit assez fréquemment une relation entre les symptômes et les complexes dominants du sujet. Tel est le cas, par exemple, d'une jeune fille épileptique qui, à l'occasion de paroxysmes comitiaux, injuriait sa mère qu'elle détestait. Tel est le cas également d'une de nos malades qui, au cours d'un accès maniaque très court, exprime et a conservé depuis, des idées de haine conjugale qui étaient latentes depuis longtemps chez elle. Que dirons-nous de ces cas? Ne devrons-nous pas admettre que des systèmes affectifs, de véritables complexes peuvent être mobilisés « mécaniquement »? Nous devons bien nous entendre. Dans ces cas les symptômes sont-ils des sentiments et leur expression, ou le fait de les avoir dans un paroxysme comitial ou maniaque manifestés sous diverses formes? Le sentiment existait de façon latente, lui n'est pas créé. Ce n'est pas lui non plus qui crée le paroxysme (ce serait là ce qu'on pourrait appeler de la psychogenèse pure). Ne doit-il être considéré que comme le contenu variable et, par conséquent, sans importance du vrai syndrome d'automatisme idéique ou moteur? Notons qu'il ne s'agit pas d'une *véritable création* (néoformation délirante dans l'espèce), et cela nous suffit pour montrer le caractère beaucoup moins « constructeur » de ce mécanisme qu'on le dit. Par là même est soulignée également l'importance du « contenu » dans la constitution d'un symptôme qui ne peut être purement formel et dont la cause mécanique est incapable de lui fournir ce « contenu ». C'est là une première et importante réduction de la conception « mécaniciste » dans ce qu'elle a de plus extrême. En ce qui concerne le déclenchement des tendances préexistantes, il ne nous semble pas que l'on ait à rendre compte du *déclenchement d'une tendance*. Une tendance a en effet essentiellement une propension à se réaliser, à s'actualiser. Elle est active ou elle n'est pas, et l'hypothèse d'un trouble qui ébranlerait des cellules pour les stimuler (selon le schème toujours plus ou moins impliqué depuis Malebranche dans ces explications) nous paraît tout au moins inutile. Ce dont nous avons à rendre compte, c'est du fait qu'elle n'est plus réduite au prix d'un effort qui, en cessant, la déclenche. L'hypothèse de l'excitation mécanique fondamentale dans les théories mécanicistes, nous paraît donc inutile. Elle nous a même paru, plus haut, dangereuse en dissolvant *par son excès même* les notions de « volontaire » et d'« automatique ». Elle exige, pour être réellement fondée et garder sa valeur, une *limitation*.

Il convient enfin de noter que lors même que nous aurons montré qu'il s'agit de symptômes soutenant peu de « relations de compréhension » avec l'ensemble de la personnalité, automatiques dans le sens de produits d'accidents organiques, il ne s'en suivra pas nécessairement qu'il s'agit de néoformation de signes positifs due à une excitation, cela voudra seulement dire qu'il s'agit de dissolution de fonctions *fragmentaires et élémentaires*.

3° *La conception psychanalytique des « automatismes ».*

Nous nous étendrons peu sur une conception qui à été si critiquée — et si souvent à tort.

Il y a, à notre point de vue, une distinction à établir entre ce qu'on pourrait appeler le « déterminisme psychanalytique », c'est-à-dire tous les mécanismes freudiens où le syndrome est rattaché à un trauma vital et la « finalité psychanalytique », c'est-à-dire la théorie de finalité de tous les actes et de tous les phénomènes mentaux. C'est à ce dernier aspect de la doctrine que nous pensons particulièrement puisqu'il paraît avoir pris le pas sur le premier. Son postulat essentiel est que tout, dans l'activité de l'esprit, a une signification libidineuse plus ou moins symbolique et en tout cas répond à une finalité inconsciente.

Et cependant n'y a-t-il pas pour les images ou les mouvements, possibilité de soutenir entre eux des rapports extérieurs à leur « signification », ne sont-ils pas fonction de leurs associations fortuites dans l'expérience? N'y a-t-il pas des modifications cérébrales qui produisent des troubles dans l'ordre de l'esprit? N'y a-t-il pas des modifications cérébrales qui produisent des troubles dans l'ordre de l'esprit? N'y a-t-il pas des oublis et « autres actes manqués » dont le déterminisme est rattachable à un facteur fortuit? Autrement dit plus généralement encore, n'y a-t-il pas du « fortuit », c'est à-dire quelque chose d'indépendant de nos tendances affectives, qui intervient dans notre pensée et nos actions? La psychanalyse se contente d'une affirmation que son symbolisme à multiples degrés et à multiples sens ne saurait convertir en preuve. Le fait, au contraire, qu'il y ait des associations par consonances, par imitation, des associations par *contiguïté* spatiale ou temporalle nous paraît bien indiquer qu'il doit bien y avoir une *limite* à cette finalité indéfinie.

La forme intentionnelle de l'acte et de la pensée accordée à tous nos actes et à toutes nos pensées aboutit à considérer l'efficacité de la « volonté » humaine comme sans limite. Le désir ou la répulsion, qui sont les deux aspects de la volition primitive, apparaissent à la racine de toute l'activité psychique et même de l'état somatique. Sous le prétexte que les influences morales ont une action qu'aucun médecin ne saurait nier sur l'état de notre corps et que l'émotion produit des bouleversements organiques, on va jusqu'à considérer le cancer comme un mode d'autopunition. Nous disons qu'à notre sens c'est là une « démonstration par l'absurde[1] » de l'extension abusive de ce

1. On se demande où s'arrêteraient de telles interprétations si la pathologie externe ne révélait directement des agents étiologiques certainement fortuits. Il est vrai que l'on aurait toujours la ressource d'invoquer le secret désir (et même le réel désir) de mourir pour « expliquer » une fracture du crâne, subordonnant ainsi l'étiologie mécanique à une causalité « psychologique ». Mais cette subordination même si elle était vérifiée ne ferait pas disparaître le caractère mécanique et fortuit

« panvolontarisme ». En effet, des causes « morales » peuvent bien comme des émotions agir sur notre corps, mais l'étiologie du cancer paraît bien devoir se rattacher *encore* à quelque chose d'autre. Or, s'il y a une double étiologie, nous sommes bien fondés à rechercher le point où elles s'articulent et par conséquent qu'elle est leur limite réciproque.

De même que nous faisions remarquer plus haut qu'un symptôme peu ou pas « significatif » n'était pas nécessairement le résultat d'une excitation fortuite et mécanique des centres nerveux, de même ici nous devons souligner qu'un symptôme « significatif » n'est pas pour cela nécessairement *conditionné* par un facteur purement psychogénétique (c'est-à-dire par ses relations avec les tendances de la personnalité).

Et ceci nous amène à envisager maintenant l hypothèse à laquelle une pareille antinomie nous réduit nécessairement.

III. — La notion d'automatisme et les degrés de l'activité mentale

Que l'on ne nous reproche pas d'avoir ressuscité un vieux problème. On ne ressuscite que les morts. Or cette antinomie fondamentale de la psychiatrie, que nous venons de retrouver dans les deux interprétations des mêmes phénomènes « automatiques », se retrouve au fond de tous les problèmes psychiatriques. S'il s'agissait d'une de ces antinomies irréductibles et par là même vaines, on devrait s'en détourner, mais nous venons de voir justement que ce parallélisme n'est pas

de la lésion et de ses symptômes qui s'ajouterait toujours à une pathogénie purement et entièrement psychogénétique comme un facteur essentiel et *différent*.

indéfini et nous allons voir que la reversibilité n'est pas complète.

Ce que nous recherchons entre ces deux séries étiologiques ce ne sera pas un vague compromis. Aussi écarterons-nous celui qui nous paraît le pire de tous, à savoir : déclarer qu'il y a identité entre la série « organogène » et la série « psychogène » et qu'il n'y a pas lieu, à propos de tel phénomène donné, de se demander à quelle étiologie il appartient, car ce « sont là deux aspects d'une même chose », « puisque, dit-on, encore, nous voyons une émotion qui est un phénomène psychique entraîner des troubles organiques et inversement » ou « que des agents moraux ou chimiques agissent également bien sur l'état de notre santé », etc... Nous estimons que cette identité est une pure question métaphysique et que, quelle que soit la position adoptée à ce point de vue, il n'est pas vrai que « psychogène » et « organogène » soient *essentiellement* synonymes.

Nous avons vu plus haut, au nœud même de notre analyse, que « psychogenèse » ou « organogenèse » étaient également fondés sur le même principe scientifique. Mais, *en fait*, et quelle que soit la métaphysique que l'on adopte et la conception du hasard que l'on ait, il nous semble qu'il n'y a pas moyen de *penser* la psychopathologie autrement qu'en se représentant que certains faits psychiques participent du déterminisme psychique proprement dit (motivation, complexes, etc.) et que d'autres participent d'une causalité physique (traumatismes, *maladies*). C'est la vieille — et à notre sens inéluctable — conception du dualisme du physique et du moral[1].

1. En d'autres termes, s'il y a une différence entre un oubli de dément sénile et un oubli justiciable de la psychanalyse, entre l'impuissance tabétique et l'impuissance névrotique (et

Il importe de dissiper encore un dernier et essentiel malentendu. On fait souvent « thèse organique » synonyme de « thèse mécanique ». La thèse des « organicistes » consiste à dire que tel ou tel état psychopathique est rattachable comme un effet à sa cause à des troubles neuro-biologiques. La thèse mécaniste, nous l'avons vu, consiste à se représenter le symptôme comme déterminé par une excitation mécanique à effets positifs capables d'engendrer tout le tableau clinique. Pour elle la forme du symptôme vient de cette excitation et il n'y a pas de contenu. On voit l'hiatus. On en voit les conséquences : c'est qu'on peut défendre une théorie « organique » *non mécanique*. Inversement une interprétation psychogénétique des symptômes peut être donnée sans que l'on soit obligé d'en déduire l'origine psychogénétique de l'affection.

Nous pouvons, en effet, nous représenter les choses selon un schéma organique, celui-là même qui ressort des conceptions de Jackson, des travaux de Janet comme de l'œuvre de Bleuler. Le tableau clinique psychiatrique doit être considéré comme le résultat[1] d'une chute de niveau de l'activité mentale, due à des

n'y aurait-il qu'un seul fait patent de ce genre) nous nous estimons contraints de penser qu'il y a non pas identité mais différence au moins relative entre ces deux séries. Il s'agit donc là d'une question de fait que l'expérimentation et l'analyse psychologique peuvent et doivent trancher. — Mais il y a plus encore, à notre sens, que cette question de fait. L'analyse de ces notions nous montre que la notion d'automatique dont on fait un large emploi en psychiatrie, est inséparable, comme un objet de son ombre, de la notion d'intentionnel, et, si l'on veut interdire de faire appel à cette notion de finalité comme étant « métaphysique », il faut s'interdire, *et pour la même raison*, celle d'automatisme.

1. C'est dans ce sens que Dide dans une brève mais pénétrante critique de la doctrine de l'automatisme mental, souligne que l'*automatisme* (aspect symptomatique) n'est pas cause mais résultante.

influences étiologiques qu'il faut préciser, *mais qui peuvent et qui ne peuvent pas ne pas poser la question* de savoir si elles sont organogènes (accidents physiques) ou psychogènes (organisation psychique).

Tout se passe comme si, dès que l'on considère la pensée dans son mouvement ou son développement, elle franchissait plusieurs degrés et comme si le schéma essentiel de l'œuvre magistrale de P. Janet correspondait aux faits.

Tout près de l'activité réflexe se trouve le jeu de nos associations mnésiques. Nos habitudes motrices et idéiques, le stock de nos images, notre langage, notre ton affectif, nos diverses fonctions motrices apparaissent comme les exemples les plus typiques de cette activité élémentaire. C'est le plan du matériel psychique. Chez l'enfant, c'est ce rudiment d'activité psychique qui s'installe le premier, c'est vers lui que régresse notre mentalité dès qu'elle se détend.

A un degré de plus, nous rencontrons le plan du jeu, des phantasmes du rêve et des rêveries. Ici notre activité sous tendue par nos tendances, par les noyaux de notre personnalité psychologique, prend une première forme de finalité. C'est-à-dire que nos actes, nos idées sont gros de la signification qu'ils tirent de nos complexes affectifs, de nos velléités profondes que les événements de notre existence, nos réactions aux diverses situations « vitales[1] » ont sinon créées, tout au moins qualifiées et différenciées.

1. Dans l'activité normale, le problème de l'inspiration, du génie, de l'imagination créatrice se présente d'une manière analogue. Mais il nous paraît dangereux — parce que c'est l'explication-type par les propriétés essentielles exclusives de toute entreprise scientifique — de se les représenter comme les émanations directes et immédiates d'un cerveau dont ce serait la *propriété* de les créer. Il y a longtemps que l'on a dit que le génie était une longue patience...

Au degré supérieur, nous trouvons l'acte volontaire et conscient, c'est-à-dire l'activité qui s'adapte au réel et à ses lois (logique), que cette activité se manifeste sous la forme de conduites motrices ou de conduites internes (activité discursive, réflexions, discussion, imagination créatrice, etc.). Là, l'activité arrivée à son suprême degré exige, sous forme d'attention, un effort créateur, une direction et, à ce titre, elle représente la finalité la plus haute.

Cette hypothèse d'une activité mentale dont chaque plan constitue un effort de plus en plus difficile, une plus grande utilisation de ce que Janet appelle la tension psychologique, restitue à l'acte volontaire sa pleine signification sans compromettre l'existence d'une activité purement associative et sans finalité. Cette dernière dès lors apparaît comme une vraie activité automatique.

Bleuler a développé à propos de la schizophrénie, une théorie analogue qui nous paraît particulièrement intéressante. Il décrit comme traits communs à son groupe de schizophrénies une étiologie « organique » et une pathogénie qui est fonction de la personnalité, de la structure affective du sujet. L'activité mentale morbide y apparaît comme *un phénomène de déficit.* Une telle vue des choses doit nous garantir contre une opinion assez étrange qui consiste à se représenter une intuition délirante active qui pousserait dans un cerveau sain des ramifications idéiques et représentatives et constituerait une sorte de machine à « moudre de la pensée morbide ». Si nous n'avions, en effet, le choix qu'entre l'activité lucide et vigile et les excitations mécaniques du cerveau, c'est bien une pareille image explicative qui s'imposerait à l'esprit, mais il existe précisément dans le déploiement des fonctions psychiques un domaine très considérable où la pensée affaiblie se trouve contrainte de rester à ces degrés inférieurs, et *c'est, croyons-nous, dans ces états crépusculaires hyponoïdes qu'il faut voir l'élaboration de nombre d'idées délirantes.*

Il semble que si la psychiatrie doit avoir une existence autonome entre la Neurologie et la Psychopathologie névrotique, elle le doit au mécanisme particulier de sa symptomatologie qui est double. Nous avons vu que l'activité mentale représente le développement d'un effort qui se tend, du jeu associatif pur et sans finalité à l'acte volontaire, cet effort, cette « tension psychologique » est évidemment solidaire de l'état du cerveau et du corps. *Les perturbations de ce corps et de ce cerveau peuvent donc s'envisager sous un autre aspect que le déclenchement fortuit et mécanique de systèmes associatifs préformés*[1]. Les troubles organiques peuvent retentir sur la pensée en l'empêchant de réaliser cet effort nécessaire et positif pour accéder aux formes supérieures et disciplinées. N'est-ce pas ce qui se passe dans le sommeil, les états confusionnels, la fatigue, etc. ? L'effort mental impuissant à parvenir jusqu'à ses dégrés supérieurs, c'est-à-dire l'adaptation au réel et à ses contraintes rationnelles, se trouve arrêté soit au stade de la pensée affective et imaginative, soit plus bas encore au plan d'une activité associative sans direction ni finalité, au rang de phénomène mnésique pur, et si l'on veut de la mémoire motrice de Bergson.

Dans une telle conception *le symptôme psychiatrique* reste à des degrés divers mais toujours en relation avec les tendances de la personnalité. C'est *un phéno-*

1. Selon une telle vue des choses il y a entre le symptôme et son étiologie organique un *écart* qui fait toute la complexité de la pathologie mentale. Il y a entre le coup que reçoit le cerveau et le tableau clinique la *personnalité* du malade. Cette loi de l'*écart organo-clinique* nous paraît être fondamentale en psychopathologie.

mène d'automatisme qui pose le problème étiologique en indiquant déjà les éléments de sa solution car plus un syptôme sera élémentaire, partiel, isolé (et de ce fait peu générateur de troubles psychiques) plus on sera en droit de penser qu'il s'agit de l'effet d'une lésion cérébrale. Plus au contraire le syndrome sera complexe, global (entraînant des troubles psychiques nombreux et profonds) plus vraisemblable sera son mécanisme complexe à forte charge psychique et affective et plus nécessaire il sera de se poser *la question* de savoir, sans idées préconçues, si la dissolution fonctionnelle qu'il représente est d'origine organique (lésion) ou psychique (organisation de la personnalité, trauma psychique, facteurs inconscients, etc.). Cette solution déjà indiquée dans le fait dépend donc d'une certaine échelle de l'activité automatique que l'on peut approximativement fixer.

La notion d'automatisme est tellement vague et négative qu'elle fait entrer dans sa compréhension des phénomènes fort différents, car la masse de faits « non volontaires » comprend, avec la plus grande partie de l'activité normale, tout le domaine psychiatrique.

En ce qui concerne l'activité « automatique » normale[1] qui se trouve caractérisée par ce fait essentiel qu'elle peut cesser sous l'influence d'un effort volontaire, elle représente l'ensemble de toutes les opérations mentales qui se produisent sans l'intervention

1. Il y a en effet (et nous l'avons déjà noté plus haut) dans la notion du normal autre chose que celle d'une sorte de moyenne. Il s'y ajoute toutefois un certain jugement de valeur qui nous fait trouver normal ce qui est « sain », « intègre ». C'est en ce sens que l'anormal est synonyme de maladie. On trouvera une longue critique de cette notion dans un ouvrage — bien inattendu en cette matière ! — de Durkheim. *Les règles de la méthode sociologique.*

active de l'attention consciente. Selon que cette activité se trouve ainsi plus ou moins loin de l'acte volontaire, conscient, réfléchi et rationnel, on peut distinguer deux formes et si l'on veut, deux degré d'automatisme, le plan de la rêverie et de la domination passionnelle, le plan des associations habituelles et fortuites.

Quant à l'activité « automatique » qui représente l'ensemble des faits psychopathiques, en tant qu'ils échappent au contrôle de la volonté, plusieurs catégories peuvent être envisagées :

1° Des phénomènes dont le mécanisme est purement psychologique et notamment « freudien ». Nous mettrons, dans ce cadre, certaines impulsions, certains états obsessionnels, les phénomènes névrotiques *si l'analyse révèle effectivement leur psychogénie ;*

2° Des phénomènes à conditionnement organique (c'est-à-dire dus à un *accident* structural ou fonctionnel), tel que l'activité mentale se trouve réduite à se mouvoir dans un plan inférieur affectif, imaginatif, en dehors des règles logiques, sociales et du réel. Le type de ces états est le rêve durant le sommeil ou les divers états confusionnels ou oniroïdes. En nous souvenant de Kretschmer nous appellerions volontiers ces états, pour noter leur caractère psycholeptique (d'insuffisance) des *états hyponoïdes ;*

3° Des phénomènes à conditionnement biologique analogues aux précédents mais avec atteinte plus grave de l'activité mentale qui se trouve réduite à un plan inférieur : *automatisme associatif* (idées et actes démentiels ou de gros déficit) ;

4° Des phénomènes dont l'apparition paraît directement liée à des perturbations cérébrales qui exaltent et mobilisent des systèmes préformés, c'est *l'automatisme proprement neurobiologique* qui intervient souvent dans les affections psychiatriques (convulsions, agitation, hallucinose, troubles de l'humeur).

Ce sont ces derniers phénomènes qui constituent la forme maxima des *phénomènes automatiques*, c'est-à-dire les plus fortuits, les moins volontaires, mais les plus élémentaires et les moins *générateurs* de troubles mentaux.

*
* *

Au terme de cette analyse, les faits psychiatriques nous paraissent être l'expression de diverses dissolutions des fonctions psychiques. A une extrémité de la série (les faits que nous venons d'énumérer dans la 4e catégorie), nous avons à faire à des dissolutions partielles ayant peu de « rapports de compréhension » avec la personnalité psychique, il s'agit de phénomènes élémentaires, se passant pour ainsi dire « à fleur de peau ». L'ensemble de ces faits constituent l'aspect le plus *neurologique* de la psychiatrie, si l'on entend par *neurologie* cette partie de la science médicale qui s'occupe des troubles du mouvement, du tonus, des réflexes et des activités sensorielles qui s'y trouvent associées[1]. A l'autre bout, nous avons à faire à des formes de comportement ou de pensées très « significatives », très complexes (délires, « sentiments » pathologiques, troubles de la conduite, etc.). Si comme nous le pensons, à la suite de Jackson et de Head, les phénomènes à proprement parler « neurologiques » ne constituent, sous leur aspect positif, que des fonctions ou parcelles de fonctions rudimentaires, alors en droit (cf. notre précédente analyse) comme en fait (il suffit

1. Il est évident que bien des problèmes dits « neurologiques » ne le sont — dans le sens indiqué — que de nom, ce sont des problèmes psychiatriques (aphasie, agnosie, démence, apraxie, etc.). A moins bien entendu que comme on le fait souvent, on fasse neurologie synonyme « d'organicité » et de science et psychiatrie équivalent de psychogénèse et de fantaisie.

d'observer que les troubles objectifs ou subjectifs de la sensibilité dans la syringomyélie, les syndromes thalamiques ou les lésions pariétales, ne conduisent pas au délire, pas plus que les décharges motrices au syndrome d'influence), nous sommes bien fondés à dire que ces phénomènes ne sont pas *générateurs* des troubles plus globaux, plus complexes et plus « significatifs » comme le veut la théorie « mécanique ». C'est là en effet le sens le plus profond d'une pareille doctrine et non point cette notion derrière laquelle elle s'abrite, savoir que les troubles psychiques résultent de troubles cérébraux A ce point de vue on doit en effet essayer de lui substituer, dans le cadre mêmedes théories « organiques » une conception plus dynamique de ces troubles, celle des *dissolutions fonctionnelles* qui s'oppose précisément aux notions d' « irritation » et d'éréthisme[1] des centres et s'interdit de déduire le supérieur de l'inférieur simplement comme le complexe du simple. C'est que la théorie mécanique en s'érigeant contre toute psychogenèse du trouble mental totale (en niant le trouble psychique sans altérations cérébrales) ou partielle, (en affirmant le caractère « neutre », « néoformé », des symptômes psychopathiques) s'oppose à cette théorie *des disso-*

1. Nous devons citer ici, ce que dit H. Head dans ses *Neurology Studies* (1920, t. I, p. 8). « Nous croyons que ces dissolutions de fonctions donnent la clef des activités complexes du système nerveux... Les dissolutions de fonctions peuvent se rapprocher des activités primitives normales. Il n'y a pas de chapitre de notre travail où la loi de Jackson des conséquences positives et négatives d'une lésion ne soit mise en lumière. Mais les cliniciens sont réfractaires à l'abandon des notions d'irritation et d'hyperesthésie. Ils pensent qu'une partie du corps qui réagit excessivement à une stimulation doit être dans une condition de sensibilité accrue. Ils ne veulent pas appliquer dans l'ordre des sensations ce qu'ils n'acceptent que dans l'ordre des mouvements. »

lutions fonctionnelles. Et pourtant comment ne pas admettre une *psychogenèse relative des symptômes* (relations de compréhension avec l'ensemble de la personnalité) et même une *psychogenèse de la maladie* dans certains cas? L'examen des fonctions psychiques dont la définition essentielle est d'être des fonctions de la *vie de relation* (utilisation de l'expérience, vie sociale, etc.) et dont le rôle est d'intégrer continuellement les événements dans le comportement et même les structures de l'individu, révèle, en effet, la *possibilité* de variations dans la régulation de ces fonctions sans altération des éléments anatomiques qui les soutiennent. C'est là un point capital sur lequel nous reviendrons quelque jour.

Dès lors nous sommes en mesure de bien fixer notre position et la perspective selon laquelle nous allons examiner le problème qui est le but de ce travail.

1°) Nous nous demanderons si les phénomènes de dissolution des fonctions du langage intérieur sous leurs formes « hallucinatoires[1] » peuvent être conçus comme des phénomènes en eux-mêmes pathologiques d'automatisme élémentaire neutre, sans grandes « relations de compréhension[2] » avec la personnalité du

1. Ou plus exactement « pseudo-hallucination » dans le sens que nous préciserons plus loin.

2. « Relations de compréhension avec la personnalité équivaut à intelligibilité au symptôme par voie d'analyse psychologique c'est au fond à *motivation.* C'est là un des principes méthodologiques propres à la psychiatrie et — plus encore — l'essence du fait psychique. La personnalité est un tout, une continuité. Elle est causalité car son ensemble dynamique de tendances, le centre d'indétermination relative qu'elle représente est un système de forces dont les symptômes comme les traits de caractère dépendent. C'est, croyons-nous, le sens propre de la thèse de notre ami Jacques Lacan. *La Paranoïa dans ses rapports avec la personnalité* qui a bien voulu affirmer de son côté la solidarité de nos conceptions.

sujet et qui commandent la croyance délirante, ou bien s'ils n'apparaissent pas plutôt comme des phénomènes en eux-mêmes intacts et qui ne reçoivent leur forme pathologique (croyances délirante et hallucinatoire) que de la dissolution des fonctions supérieures qui normalement les régissent. Dans le 1er cas nous ne devrons pas aller plus loin. Si c'est — et c'est bien celle-là — la deuxième hypothèse que nous adoptons, nous aurons à nous poser une autre question.

2°) Nous nous demanderons alors si cette dissolution fonctionnelle qui admet dans le déterminisme du trouble une grosse part psychogenétique, ne peut être réalisée que par des *accidents* cérébraux ou si *dans certains cas* elle ne peut pas être provoquée par des événements du « milieu » récents (traumas affectifs) ou anciens (organisation de la personnalité psychique, inconscient).

PREMIÈRE PARTIE

LES TROUBLES HALLUCINATOIRES DU LANGAGE INTÉRIEUR L'AUTOMATISME VERBAL

« L'hallucination ne doit pas être purement considérée comme un délire des sensations... Dans ses formes plus élevées elle apparaît comme un phénomène psychologique très complexe et revêt toutes les allures d'un véritable délire dans le sens le plus général du mot. »

J. Séglas. *L'hallucination de l'ouïe.* Rapport au Congrès de Nancy, 1896.

CHAPITRE PREMIER

LES HALLUCINATIONS PSYCHO-MOTRICES VERBALES ET LA FONCTION DU LANGAGE

Un homme normal, quand il agit, pense et parle, agit, pense et parle avec le sentiment de sa propre spontanéité. Il en est tout au moins ainsi quand il agit, pense et parle avec attention; alors, son discours, sa réflexion, sa conduite portent le caractère d'une intégration absolue à son moi. Il y a dans toutes ces attitudes et ces opérations l'affirmation d'une volonté. Souvent cependant, nous pensons, nous parlons, nous agissons sans qu'intervienne ce sentiment de notre spontanéité. Il arrive même que nous sommes étonnés de ce que nous pensons, des idées qui nous viennent à l'esprit, des mots qui montent à nos lèvres, des actes que nous sommes en train d'exécuter. Nous n'avons pas alors un sentiment bien fort de notre *propre activité :* nous *subissons* jusqu'à un certain point nos habitudes, nos associations d'idées : l'expérience passée pèse sur notre activité présente et l'organise en dehors de notre attention et de notre direction. Mais même dans ce cas nous avons une vague conscience que ce sont *nos* couches profondes qui agissent, pensent et parlent « pour nous ». Parfois nos paroles *parlent* « toutes seules » (juron, mouvement d'impatience ou de colère) et pourtant nous avons encore conscience de notre spontanéité, nous pouvons même dire de notre responsabilité.

Le sentiment que nous avons donc de notre volonté est généralement constant, mais il admet des degrés et ce sont dans les actions les plus neuves, les plus difficiles, celles qui exigent le plus de discipline et d'efforts que nous l'éprouvons au maximum.

Quand ce sentiment n'est pas très intense, nous disons de *nos* actes qu'ils se font malgré *nous*. Il y a là une ambiguïté essentielle dont nous avons parlé plus haut. L'emploi du verbe réfléchi (je me lave, — je me dis, — je me demande, — je me place) implique très exactement cette notion assez étrange que nous nous faisons de nous-mêmes. Nous ne pouvons pas *réfléchir* ou décider quelque chose sans nous penser comme un sujet et un objet. Mais ce n'est *qu'à la réflexion* que nous nous partageons ainsi en deux, car même quand *nous nous disons* : « Je vais me lever », nous avons bien conscience de notre propre, seule et unique personnalité : seulement la formulation de la pensée exige notre propre division.

De même lorsque nous considérons *notre corps* il se confond bien avec nous-même, mais pas tout à fait : le pied, un ongle, une dent, nos cheveux. notre sang même nous appartiennent, sont à nous, sont nous, mais en même temps ils ne sont qu'une partie de nous et une partie périphérique de nous. Il y a dans le sentiment que nous avons de notre personnalité, outre celui de notre effort, celui de notre totalité et dès que nous envisageons une partie de nous-même, déjà nous la considérons comme un objet.

Malgré tout, malgré toutes ces « amorces », notre personnalité reste une et indivisible. Il semblerait que tout le long du jour, à nous entendre parler, à nous voir penser, agir, nous soyons constamment dédoublés et en fait nous ne le sommes point. Le sentiment que nous avons de notre personnalité résiste à toutes ces épreuves.

Est-ce bien vrai pourtant ? Est-il bien vrai que nous ayons l'impression toujours d'être nous-mêmes ? N'est-ce pas plutôt lorsque nous nous posons une telle question que notre personnalité se retrouve, tous les éléments disjoints par les actions habituelles, les associations, les automatismes se rejoignant alors, se cristallisant à nouveau ?

Ces considérations sont destinées à souligner ce que les Psychologues et les Aliénistes ont vu depuis bien longtemps : notre personnalité est une synthèse dynamique d'une série de fonctions qui en elles-mêmes comportent toutes une certaine tendance à échapper au contrôle de notre activité réfléchie et directrice.

*
* *

C'est une de ces grandes fonctions qui doit faire l'objet de ce présent travail : celle du *langage*.

Plus que tout autre par son caractère spécifiquement social la fonction du langage porte en elle-même une tendance à échapper à la synthèse personnelle qu'exige l'unité. Elle est un *ferment de dualité*. Les études récentes de M. Janet sur la dualité des conduites sociales illustrent magnifiquement cette division en sujet et objet, en chef et en sujet de notre personnalité [1].

Il peut arriver au langage bien des accidents : le plus connu de ces divers troubles est sa disparition, c'est *l'aphasie*. Le sujet a dès lors perdu la capacité de parler et de comprendre l'ensemble ou une partie des formules symboliques verbales. Comment a-t-on conçu le mécanisme d'un tel trouble ? Il est bien évident que l'aphasique se comporte comme s'il avait oublié le sens des mots, soit que sa pensée ne puisse s'exprimer par le phonème ou plus exactement par la phrase adéquate, — soit que les mots prononcés devant lui ne trouvent plus d'écho de compréhension. On s'est alors dit, mais les choses sont très simples, ce que l'aphasique a perdu ce sont les *images des mots* ou une des images du mot. Qu'est-ce qu'un mot, en effet, c'est un complexe d'images : images visuelle, auditive, kinesthésique dont l'association est nécessaire pour la compréhension du mot. Supposons qu'une de ces images manque ou deux, ou toutes, et vous aurez des troubles divers. Comme il arrive si souvent dans les « explications » scientifiques, présentées de la sorte, la théorie ne se bornait qu'à proposer pour solution l'énoncé même du problème. Ce qui donnait cependant un certain prestige à une telle explication, c'est que l'image était considérée comme une trace cérébrale emmagasinée dans un centre psycho-sensoriel du cerveau. Au schéma paraphrase,

1. Rappelons ici le cas de ce jeune enfant dont nous avons parlé ailleurs (La croyance de l'halluciné) qui apprenant à parler conversait avec un interlocuteur imaginaire. On trouvera dans le bel article que Cassirer consacre au langage et à la construction du monde des objets d'excellentes réflexions sur le caractère « objectivant » du langage qui crée les objets et — si l'on peut dire — cet objet singulier qu'est le sujet.

comme dit si bien Mourgue, correspondait un schéma cérébral qui paraissait donner plus de force et plus d'objectivité à la théorie des images statiques.

Il y a un autre trouble du langage qui est bien curieux. C'est juste le contraire du trouble aphasique. Ce n'est pas une insuffisance de langage, c'est un excès. Les malades se plaignent de comprendre, d'entendre, de parler un langage parasite. Parfois même ils prétendent l'entendre et le parler sans le comprendre, ce qui est le comble du parasitisme. Nous verrons plus loin — et elles sont bien connues — les diverses formes de ce trouble que l'on appelle, en gros *hallucinatoire*. Quoi de plus simple à expliquer ! Revenons à nos images visuelles, auditives, kinesthésiques qui sommeillent ensevelies dans les plis du cerveau, agitons-les, si elles sont auditives, elles donneront des hallucinations auditives, si elles sont visuelles elles donneront des hallucinations visuelles, si elles sont kinesthésiques elles donneront des hallucinations kinesthésiques. Quand nos malades se plaignent de ce parasitisme verbal, ils expriment des perceptions automatiques déclanchées par une épilepsie des centres sensoriels. Nous verrons quand nous étudierons l'historique des hallucinations psycho-motrices quels efforts l'esprit éminent de Séglas a dû faire pour se dégager d'une telle vue des choses.

C'est que la *théorie des images* a reçu des coups terribles depuis trente ans. Est-il même besoin de rappeler ici la réaction de Bergson contre une vue aussi simpliste ?

Nous proposant d'appliquer à la théorie des hallucinations psycho-motrices une conception plus dynamique du fonctionnement de l'esprit, nous utiliserons au cours de cette étude les nouvelles acquisitions de la neurologie et de la psychologie de façon à chercher dans l'état actuel de nos connaissances quelle idée nous pouvons nous faire des phénomènes que l'on a rangés sous le nom d'*hallucinations psycho-motrices verbales*.

Disons de suite quelle marche nous suivrons dans notre étude.

La PREMIÈRE PARTIE sera consacrée à l'analyse des troubles connus sous le nom d'*hallucinations psycho-motrices verbales*.

1° Nous montrerons comment ont évolué les idées depuis 1888 (1er travail de Séglas) jusqu'à nos jours.

2° Nous étudierons ensuite les conceptions actuelles du langage dans son rapport avec les mouvements. Nous verrons que le langage est une fonction motrice complexe qui soutient avec la pensée des rapports étroits et qu'un langage automatique ne peut pas être considéré comme une éclosion positive, une néoformation d'images.

3° Nous analyserons les divers phénomènes groupés sous le nom : hallucinations ou pseudo-hallucinations psycho-motrices verbales, orales et graphiques, et voisines : pensées suggérées ; paroles intérieures ; paroles plus ou moins entendues ou senties dans les organes phonateurs, ou dans le corps ; paroles « étrangères » articulées à haute voix ; et paroles forcées prononcées consciemment mais malgré soi ;

4° Nous définirons ce qu'il y a de commun : un *caractère d'automatisme* et nous poserons le problème pathogénique : *Quelles sont les conditions de ce sentiment d'automatisme ?*

5° Nous critiquerons la théorie mécanique inféodée à la conception « atomistique » des centres d'images et de leur irritation. Nous verrons ensuite quelle est la portée — à notre sens — du travail considérable de Mourgue et quelles réserves il nous paraît devoir appeler ;

6° Nous chercherons (avec Séglas, Janet, Claude, Ceillier) à préciser que le sentiment d'automatisme, d'influence ou d'action extérieure est lié lui-même à une incapacité de synthèse dans des conditions très diverses.

Dans une DEUXIÈME PARTIE :

1° Nous étudierons les phénomènes psycho-moteurs verbaux dans leurs rapports avec la pensée et la croyance délirantes ;

2° L'évolution des états délirants et de ces phénomènes telle qu'elle se dégage des travaux fondamentaux de Séglas et Barat ;

3° Nous essaierons de grouper quelques types de délires avec phénomènes psycho-moteurs.

Enfin nous tenterons en conclusion de tirer de cette étude des éléments nouveaux pour l'étude des phénomènes hallucinatoires dans leur rapport avec les psychoses dont ce travail ne représente qu'un chapitre.

CHAPITRE II

ÉVOLUTION DES IDÉES SUR LES HALLUCINATIONS PSYCHO-MOTRICES VERBALES

L'idée que l'hallucination représente une forme de pensée étrangère à la personnalité, un *moi dans le moi*, une véritable *aliénation* de la pensée, est bien ancienne (Lelut, Moreau de Tours). Certaines hallucinations représentent non pas des objets avec tous leurs attributs sensoriels mais des « corps étrangers », ce sont les *hallucinations psychiques de Baillarger*. Le grand mérite de Séglas est d'avoir montré que ces corps étrangers étaient beaucoup moins des images, des idées, des représentations statiques (selon l'opinion la plus courante à cette époque) que de véritables mouvements étrangers. Nous sommes dans l'obligation de faire ici un exposé historique détaillé et un peu ennuyeux. Nous nous en excusons, mais cela est indispensable.

Audiffrent, déjà en 1879, avait insisté sur le rôle considérable du mouvement, dans un curieux ouvrage de véritable piété positiviste. En 1888, Séglas signala parmi les hallucinations psychiques deux phénomènes importants : 1° les *impulsions verbales* du type onomatomanie impulsive et aussi d'un type particulier où l'impulsion est rapportée à une force étrangère, ce qui rapproche ce phénomène de l'idée de possession; 2° les *hallucinations psycho-motrices* qui se divisent en plusieurs sous-groupes : *a*) les *hallucinations verbales motrices pures* qui se présentent au sujet comme des sensations de mouvements d'articulation pure; *b*) les *hallucinations verbales motrices et auditives* où se mêle un élément sensoriel auditif; *c*) enfin, des phénomènes du genre pseudo-hallucinatoire, de représentations *intérieures* de nature surtout kinesthésique.

Dans ce premier travail, Séglas distingue donc deux grands groupes de faits : les mots proférés par impulsion irrésistible (attribuée ou non à une puissance étrangère), — des mots ou des phrases à perception surtout kinesthésique (je sens plus que j'entends) qui varient d'espèce selon que le mot est articulé, articulé et entendu ou qu'il ne se présente que comme une représentation, une image de l'articulation.

En 1889, Séglas sous le titre significatif de « Dédoublement de la personnalité et les Hallucinations verbales motrices », fournit deux observations dont l'une particulièrement importante et typique. Il insiste sur *l'origine motrice des hallucinations psychiques de Baillarger*. Elles se rapprochent davantage de l'impulsion verbale que de l'hallucination auditive sensorielle. « L'élément moteur qu'elles renferment en font une cause puissante de dédoublement de la personnalité. » On le voit, il y a pour Séglas à ce moment-là, un trouble fonctionnel du cerveau qui provoque des articulations verbales plus ou moins nettes et ce sont ces mouvements qui sont à la base des hallucinations psychiques.

En 1892, dans son remarquable livre sur les « Troubles du langage chez les Aliénés », voici comment il présente la question des hallucinations verbales. Aux hallucinations verbales auditives il rattache l'écho de la pensée (le « Gedankenlautwerden » qui donne en Allemagne lieu à de nombreuses discussions à cette époque (Klinke 1891 et 1894, Koppen 1898, Dollken 1908, etc.). Quant aux *hallucinations motrices*, pour bien en saisir tout l'intérêt, rappelons les travaux de cette époque sur les membres fantômes des amputés, en particulier ceux de Weir Mitchell, et surtout ceux de Cramer (Die Hallucinationen in Muskelsinn). Séglas distingue les *hallucinations motrices verbales* des *impulsions verbales* et de la *parole involontaire et inconsciente*.

a) Dans les *hallucinations motrices verbales* il y a un éréthisme fonctionnel du centre moteur d'articulation et les malades *qui disent avoir des voix* ne les entendent pas par l'oreille à l'aide des images auditives du mot *mais les perçoivent à l'aide des images motrices d'articulation*[1]. « Je n'entends pas, dit-il, je sens parler. » « Maintenant, dit une malade, je suis obligée de parler tout à fait ma pensée et je cause toute seule tout le temps. » Ces « voix » ne s'entendent pas si le malade parle. Il y a d'ailleurs des hallucinations motrices verbales qui *s'accompagnent de mouvements très légers* (par exemple, les voix épigastriques, etc.). L'accent est donc mis *sur les mouvements d'articulation émis inconsciemment*. Selon les degrés d'éréthisme des centres on aura ou *l'hallucination verbale kinesthésique proprement dite* sans mouvements correspondants de l'articulation ou l'hallucination accompagnée d'un mouvement d'articulation sans que les mots soient prononcés : *l'hallucination verbale motrice complète*, — ou, enfin, si le mot est prononcé *l'impulsion verbale*. Ces voix ne paraissent pas venir du dehors, elles sont intérieures et les malades en localisent le point de départ dans l'épigastre, le ventre, la gorge, la bouche.

L'impulsion verbale est identique de nature à l'hal-

1. C'est nous qui soulignons.

lucination. Ici, Séglas range des phénomènes comme la coprolalie, la médiumnité parlante.

b) *La parole involontaire et inconsciente*. Tandis que dans les hallucinations psycho-motrices les mouvements d'articulation sont involontaires mais conscients, dans la plupart des cas (Séglas a dit plus haut que les mouvements d'articulation étaient inconscients, voulant entendre par là que les malades sont inconscients de les émettre), ici les malades croient entendre une voix et ce sont eux qui la prononcent. Une observation de Baillarger (p. 151) est très remarquable. *Dans ce cas le malade n'a* conscience que d'une chose : il a une voix mais il méconnaît sa propre articulation.

Ensuite, Séglas tente une description des hallucinations verbales dans les délires. Il y a, dit-il, des *hallucinations verbales avec conscience*, elles sont souvent obsédantes, elles constituent l'*onomatomanie* de Charcot et Magnan (*Archives de Neurologie*, 1885). Cette onomatomanie est divisée en cinq variétés : la recherche angoissante du mot, — l'obsession du mot, impulsion irrésistible à le prononcer —, la signification particulièrement funeste attribuée à certains mots prononcés, — l'influence préservatrice de certains mots —, l'impulsion à rejeter par suite d'efforts de crachement un véritable corps étranger qui est le mo parasite.

Mais il y a des *hallucinations verbales avec délire* et parmi celles-ci, à côté des *hallucinations verbales auditives* (écho de la pensée parfois plusieurs fois répétée, voix unilatérales, auxquelles Séglas devait consacrer quelques années plus tard des articles très importants), des *hallucinations verbales usuelles* (rares) et enfin les *hallucinations verbales motrices et impulsions verbales*, en particulier dans la démonomanie ou théomanie. Elles peuvent être antagonistes et il s'établit ainsi entre elles une sorte de conversation.

A ce point, la description de Séglas présente donc le groupe des hallucinations motrices verbales comme un ensemble de phénomènes d'*explosions motrices plus ou moins organisées*, plus ou moins conscientes, plus ou moins rapportées à la spontanéité propre du sujet. Les plus typiques sont alors celles où les phénomènes d'articulation sont ignorés du sujet, en ce sens qu'il perçoit des « images motrices » mais qu'il ne se les attribue pas. Ces images motrices ne diffèrent que de degré, des mouvements les plus caractérisés d'articulation et de phonation.

En 1900 Séglas est revenu sur un point qui lui tient particulièrement à cœur. A propos des phénomènes dits « hallucinations psychiques », il distingue d'abord des pseudo-hallucinations visuelles ou auditives, ayant trait à des personnes, à des objets, à des visions ou à des bruits. Parmi les *hallucinations psychiques verbales*, il fait alors une différence entre les *phénomènes hallucinatoires et les phénomènes pseudo-hallucinatoires*. Pour lui, l'extériorité tout au moins relative (puisque des phénomènes « siégeant » à la périphérie ont cet attribut) est le véritable caractère de l'hallucination. Il distingue dans le groupe des *hallucinations* motrices verbales, selon leur intensité les hallucinations kinesthésiques simples (images kinesthésiques sans mouvements perceptibles), des hallucinations motrices vraies (avec mouvements perceptibles), des impulsions verbales (avec élocution). De plus — déjà en 1896 dans son rapport sur les hallucinations de l'ouïe, on trouve la description de tels faits, — ces hallucinations motrices de degré variable peuvent être associées, combinées à des hallucinations auditives (hallucination verbo-motrice pure; hallucination verbo-motrice mixte). — Les *pseudo-hallucinations verbales motrices* sont caractérisées par ce fait que la voix (non entendue) reste *intérieure*. Il y a incoercibilité, précision, spontanéité (ce dernier trait vise le caractère *non volontaire*), mais il n'y a pas extériorité. Ces pseudo-hallucinations verbales sont des phénomènes d' « *hyperphasie* ».

A ce Congrès, Séglas eut l'occasion de préciser ses idées sur l'origine neurologique de ces phénomènes dans une discussion avec Tamburini. Il précisa qu'à son point de vue l'hallucination psycho-motrice verbale admettait comme condition *nécessaire mais non suffisante* l'épilepsie des centres sensoriels, (Il avait déjà fait ces réserves à propos de l'hallucination de l'ouïe au Congrès de Nancy (1896).

Dès lors Séglas introduit à propos des hallucinations psychiques de Baillarger l'idée que parmi ces phénomènes non « sensoriels » il y avait tout de même des hallucinations authentiques douées du caractère qui lui paraît fondamental, celui *d'extériorité* (voix épigastrique, dans la langue, le larynx, etc..).

Tamburini, en 1889, publie un travail inspiré par celui de Séglas.

G. Ballet publia en 1891 un article sur les hallucinations motrices chez les persécutés. En 1893, Roubinovitch publie une contribution à l'étude des hallucinations verbales psycho-motrices. Angiolilla (1893) et Pieraccini en Italie exploitent les idées de Séglas dans le sens de la neurologie italienne de l'époque. Ritti (1894) également voit dans l'automatisme psycho-moteur une nouvelle forme d'épilepsie des centres du langage. Vallon (1896) et Sérieux (1894) en décrivant des hallucinations motrices dans la paralysie générale s'inspirent de la même idée. Marie et Brissot (1901) y ont insisté également. C'est également le sens de la thèse de Rieu (Paris, 1900). En Belgique, Francotte soutient une opinion semblable. Séglas lui-même avec Londe (1892) étudie les hallucinations psycho-motrices dans la mélancolie. En Allemagne il paraît y avoir eu peu d'écho, à cette époque, des travaux français.

En 1913, Séglas publia avec Barat un très important article sur l'« Evolution des Hallucinations ». *A notre sens cet article fait date.* Ils précisent encore la notion de pseudo-hallucination et d'hallucination. Il n'y a pas passage de l'une à l'autre mais substitution de l'une à l'autre. Certaines psychoses hallucinatoires débutent par des hallucinations vraies qui vont se dégradant, « non seulement le sujet ne reconnaît pas comme sienne la pensée que traduisent ses propres organes, mais il ne se reconnaît pas davantage comme l'auteur des propres mouvements de ses lèvres et de son larynx. Un vieux dément, disent-ils, peut avoir perdu ses hallucinations et garder son masque d'halluciné ». C'est là une remarque très importante, on verra comment à notre sens elle mérite de renouveler nos idées sur la pathogénie des délires.

En 1914, enfin, Séglas à écrit un très important article sur les « Hallucinations psychiques ». Il distingue parmi les hallucinations psychiques comme en 1900, les *hallucinations verbales motrices kinesthésiques* qui consistent dans la perception de mots *articulés* : « C'est un verbe subjectif qui parle en vous, indépendamment de vous-même. On comprend ce que dit la voix labiale rien qu'aux mouvements des lèvres et sans articuler rien ni haut ni bas », — et des *pseudo-hallucinations* qui représentent des phénomènes *d'hyperendophasie.* Cette hyperendophasie peut représenter un monologue ou même un dialogue, il y a *objectivation psychique de l'hyperendophasie.* Ce dernier travail de Séglas sur ce point se termine par des pages inoubliables sur la difficulté de saisir le phénomène hallucinatoire, sur l'*attitude* des hallucinés et sur l'évolution des états hallucinatoires psycho-moteurs verbaux.

Comme on le voit, dans cette dernière classification des faits, les pseudo-hallucinations ont absorbé presque toutes les hallucinations. Cette importante modification vaut qu'on s'y arrête car elle est solidaire d'une évolution parallèle des idées de Séglas qui s'est dégagée de l'emprise de la théorie de l'épilepsie sensorielle.

Tout d'abord il a décrit des phénomènes qui se présentaient comme des faits de *parasitisme verbal* non auditif mais *kinesthésique*. Ses idées se sont développées concurremment aux notions de types sensoriels de Charcot, de type auditif (Egger) ou moteur (Stricker), du langage intérieur et aux opinions répandues à l'époque de centres d'images. Il s'est d'abord représenté avec la physiologie contemporaine des images kinesthésiques mises automatiquement en mouvement par des processus discrets. Par son intensité plus grande l'éréthisme produisait ensuite des mouvements naissants, incomplets ou complets. A ce point de vue donc tout apparaissait comme pleinement hallucinatoire puisque l'essence de l'hallucination à cette époque — comme nous l'avons (après d'autres) montré ailleurs avec M. Claude (mai 1931. *Encéphale*) — était d'être une épilepsie sensorielle. Mais à mesure que dans l'esprit de Séglas se précisait un autre caractère de l'hallucination, celui d'*extériorité*, les phénomènes apparaissaient beaucoup moins hallucinatoires, ils apparaissaient également comme moins directement liés à l'éréthisme cérébral (qui n'est alors qu'une condition nécessaire mais non suffisante). Dans la dernière étape de ses idées, à mesure que les relations de l'hallucination avec le délire lui apparaissaient plus étroites (cf son article, avec Besançon, sur l'antagonisme des idées délirantes chez les aliénés, l'attaque et la défense 1889; cf. son travail sur les hallucinations unilatérales; cf. enfin l'observation de l'amoureuse de prêtre), les pseudo-hallucinations motrices verbales absorbaient presque toutes les autres formes décrites jusque-là comme hallucinations psycho-motrices vraies et par là disparaissait le paradoxe[1] qui voulait que les vraies hallucinations psycho-motrices fussent précisément celles qui étaient articulées nettement et complètement par le sujet. Dès lors, au terme de cette évolution des idées de Séglas, le groupe des phénomènes hallucinatoires psycho-moteurs verbaux, comprend : 1° Les cas où le malade a l'impression de mouvements d'articulation verbale sentis « sans articuler ni haut ni bas » et localisés dans le corps : ce sont les ***hallucinations motrices verbales kinesthésiques;*** 2° Les cas où il s'agit de phénomènes d'hyperendophasie avec sentiment d'automatisme : ce sont ***les pseudo-hallucinations motrices verbales***.

Nous touchons maintenant le vrai fond du problème, c'est qu'en donnant une place de plus en plus marquée à ces phénomènes d'hyperendophasie et en les distinguant d'une simple interprétation délirante, Séglas insiste sur le sentiment foncier d'automatisme et par là nous sommes loin de ses premières études qui semblaient faire jaillir le délire et le sentiment d'influence des « hallucinations psychiques » elles-mêmes lesquelles « avec leur élément moteur renferment une cause puissante de dédoublement de la personnalité ». Cette « *cause puissante* » dans la mesure même où il s'est dégagé de la psycho-physiologie « atomistique » est devenue une *conséquence du sentiment foncier d'automatisme*. Du point de vue pathogénique, malgré le retour en arrière effectué ces dernières années, par

1. C'est le même paradoxe que nous avons bien souvent dénoncé dans nos travaux qui se représente le phénomène hallucinatoire non pas comme une *fausse réalité*, une illusion dans le sens fort du mot, mais comme un objet *un corps étranger effectif*.

la psychiatrie classique française, c'est à cela que nous entendons revenir.

Du point de vue de la séméiologie on comprend que les distinctions qui ont varié à mesure que se précisait une si puissante pensée n'ont guère favorisé des appellations univoques de symptômes précis.

Le premier objet de notre travail dont nous tenons à montrer l'étroite solidarité avec l'effort créateur de Séglas, apparaît en effet dès l'énoncé de l'évolution des idées de cet illustre psychiâtre dans sa double signification : 1° mettre l'accent sur le sentiment d'influence ou d'automatisme et ses conditions ; 2° classer et définir les symptômes qui sous le nom d'hallucinations psychomotrices ont été admirablement décrites par Séglas au cours de ses nombreux travaux.

*
* *

L'histoire des idées sur les hallucinations psychomotrices commence et s'arrête à Séglas. Nous devons cependant dire un mot des travaux qui ont été plus ou moins directement inspirés par ce sujet.

Petit (1913) dans sa thèse fondamentale pour tout ce qui touche l'histoire des idées sur les hallucinations a essayé également de mettre de l'ordre parmi les symptômes variés et disparates appelés hallucinations psychiques. Il a décrit sous le nom d'auto-représentations aperceptives des phénomènes automatiques immédiatement (instinctivement) conscients et jugés exogènes. Parmi ces phénomènes il distingue des images motrices simples, des représentations mentales automatiques formulées verbalement (sans élément moteur), des représentations mentales proprement dites (idées obsédantes impulsives et hallucinatoires motrices verbales). Pour lui, l'idée d'influence est associée intimement à l'élaboration de l'auto-représentation aperceptive et à ce point de vue il rejoint la conclusion de Séglas d'où nous partirons à notre tour.

M. de Clérambault, à partir de 1920, dans une série de travaux d'un grand retentissement s'est attaqué à l'explication de cet automatisme éprouvé par le malade. Pour lui, l'automatisme idéo-verbal n'est pas d'origine idéique ou affective, mais d'origine mécanique. Pour lui il s'agit d'irradiations du courant de la pensée, de processus irritatifs qui déclanchent les automatismes psycho-moteurs selon un schéma général d'ingérence serpigineuse d'un processus qui finit par créer une personnalité seconde, une pensée néoplasique, c'est-à-dire un système d'associations constitué par des modifications fixées, superposé ou intriqué aux systèmes antérieurs. Il suffit d'ailleurs de lire attentivement les travaux de M. de Clérambault pour discerner sous cette théorie outrancièrement mécanique, des métaphores qui, prises comme telles, témoignent d'une conception de l'automatisme et du sentiment d'automatisme qui l'apparente à Séglas et à Janet.

D'autres auteurs se sont occupés de la question. Revault d'Allones a pu par une interprétation initiale par la dislocation (polyphrénie) voisine de la désagrégation de G. Ballet, aboutir à une conception très analogue. Ceci d'ailleurs illustre ce fait que les querelles sont souvent, quand on enlève aux théories le caractère excessif qu'y ajoute la polémique, beaucoup plus des querelles de mots que d'idées.

Ceillier[1] élève direct de Séglas a sous son inspira-

1. Nous parlerons plus loin de son travail véritablement remarquable et peut-être trop peu connu. « A propos de l'Automatisme mental » (1927) où se trouvent exprimées des idées que nous exposons à notre tour sans espoir de dépasser la vigueur de sa critique.

tion publié quatre importants articles en 1924 dans l'*Encéphale,* pour défendre la solidarité dans un même syndrome basal des automatismes psycho-moteurs et du sentiment d'influence. Les automatismes (inséparables du sentiment qui les accompagne ou les précède) sous leur forme verbale et idéique constituent les pseudo-hallucinations verbales auditives sans exteriorité et les *hallucinations psycho-motrices verbales orales.* (Hallucinations verbales kinesthésiques simples, hallucinations verbales proprement dites et certaines impulsions verbales). On le voit, Ceillier a adopté la classification de son maître telle que celui-ci l'a donnée en 1889. Il insiste en tout cas sur ce fait capital que ce sont des *phénomènes de pensée.* Pour lui la formulation du délire est secondaire aux phénomènes d'influence et d'automatisme (p. 233).

Enfin, nous ne saurions terminer cette revue des idées sans signaler l'effort fait en Allemagne par Schröder pour fonder les phénomènes hallucinatoires, tout au moins un grand nombre d'entre eux, sur un sentiment d'étrangeté, d'aliénation (Fremddenken et Fremdhalten). Tous les signes qui sont si généralement interprétés chez nous comme la signature d'un parasitisme néoformé (écho de la pensée, commentaire des actes, vol de la pensée, etc.) y sont précisément présentés comme la preuve d'un sentiment fondamental d'influence dont les hallucinations psychomotrices ne sont qu'un cas particulier! Nous devrions ici parler également des études de M. Janet en la matière, elles trouveront leur place plus loin.

Notre but en faisant cet historique qui a pu paraître un peu fastidieux a été de poser correctement le problème auquel nous osons nous attaquer. Nous avons signalé chemin faisant qu'il était double :

1° Définir et classer les phénomènes connus sous le nom d'hallucinations psycho-motrices et pour, si c'est possible, essayer de décrire des groupes, des types de délire.

2° Essayer de rechercher les conditions — probablement bien diverses — du sentiment d'automatisme et en particulier examiner si le sentiment et le délire d'automatisme et d'influence dérive de phénomènes psycho-moteurs qui seraient primitifs et positifs. Telle est en effet la théorie mécanique dont c'est à notre sens l'immense mérite de Séglas de s'être dégagé après en avoir tiré les seules déductions utiles : l'existence comme fait clinique de phénomènes appelés hallucinations psycho-motrices.

CHAPITRE III

IMAGE. LANGAGE ET MOUVEMENT

Nous pourrions — peut-être on nous en saurait gré — dans une étude qui entend envisager le problème des hallucinations psycho-motrices sous leur aspect clinique, ne pas toucher à de si importantes questions. Nous pensons cependant que, si l'on veut avoir une compréhension même approchée du problème, il ne faut pas reculer devant les notions dont la psychologie, la psycho-pathologie et la physiologie de ces dernières années se sont enrichies [1].

Nous avons indiqué dans notre premier chapitre comment les idées en cette matière ont varié dans la mesure où l'on s'éloignait d'une conception périmée de l'image et particulièrement de l'image kinesthésique verbale.

Ou bien les images sont des phénomènes élémentaires simples qui viennent s'ajouter à la sensation pour donner la perception — dont l'assemblage forme

1. Il ne sert de rien, croyons-nous, d'affirmer à propos des problèmes psychiatriques qu'on ne veut pas faire de psychologie. On est bien obligé alors d'en faire sans le savoir, car si le fait psychiatrique a une originalité, c'est d'être précisément psychique (quelle que soit la métaphysique par laquelle on interprète ce psychisme), c'est-à-dire qu'il a des relations avec l'ensemble de la personnalité. (Cf. Sur ce point la thèse de notre ami Jacques Lacan sur la Paranoïa.)

le mot et dont les diverses combinaisons constituent la pensée, — ou bien l'image n'est qu'une certaine forme du comportement général de l'individu, différent du comportement perceptif et différent aussi du comportement proprement idéique (de la pensée). Dans la première hypothèse, ce sont les variations d'intensité de l'image, leurs diverses qualités correspondant aux diverses sensations auxquelles elle correspond que l'on retrouve à la base de tous les troubles psychiques et particulièrement des troubles du langage : c'est par l'absence, l'intensité, les modalités de l'imagerie mentale que tout s'explique en matière d'aphasie comme d'hallucinations verbales. Dans la deuxième hypothèse, le jeu des images ne sera qu'un cas particulier des troubles que l'activité psychique, dans son ensemble, pourra présenter. — Dans le premier cas le langage involontaire apparaîtra comme dû à l'épilepsie d'images motrices verbales particulières. Dans le deuxième cas il apparaîtra comme lié à un niveau anormal de pensée.

Pour traiter rapidement et avec le plus de clarté possible les divers problèmes qui se posent ainsi devant nous, nous allons successivement étudier :

1° Quelle conception de l'image s'est substituée à celle de l' « atomisme » psychologique ;

2° Comment a varié corrélativement la conception du langage et de ses troubles.

I. — Conception actuelle des images dans leurs rapports avec le mouvement

Cette conception est solidaire d'une conception de la perception. C'est, en effet, en renouvelant la théorie de la perception que l'image est apparue comme une fonction complexe elle-même. C'est, d'autre part, en montrant que la perception comme l'image, comme la pensée dont elles ne sont que des modes particuliers sont liées au mouvement, au comportement général, que l'on a abouti à une telle vue des choses. Il va de soi que la notion d'image kinesthésique, principe et élément de l'hallucination psychomotrice telle qu'elle a été envisagée aux premières phases de l'évolution des idées doit subir de ce fait une importante modification.

1° *La perception n'est pas une sensation intellectualisée.*

C'est le grand mérite de William James, de Mach, Ehrenfel, de l'Ecole de la Forme (Wertheimer, Köhler. Kofka, Lervin), de l'Ecole Behavioriste (Bradley, Thorndike, etc.) à l'étranger, d'avoir vu dans la perception un acte du comportement. Chez nous, c'est Bergson qui a insisté sur la solidarité de la perception avec l'acte qui la dessine, même et surtout quand il n'est que virtuel. Piéron a consacré des études très importantes de psychologie expérimentale et comparée à cette question. Janet a depuis longtemps montré que la perception était une conduite incomplète comme le langage intérieur. Récemment encore (cours de 1932), à propos du travail de Rignano il défendait les idées de l'Ecole de la Forme (Gemelli) en les intégrant dans sa psychologie des conduites.

Nous ne pouvons pas ici (et ce n'est pas le lieu) donner même une idée de tous ces travaux. Rappelons simplement quelques propositions :

1° La sensation n'est isolée de la perception que par l'analyse, ce qui est donné, ce qui est primitif c'est un tout perceptif, un champ perceptif (syncrétisme primitif).

2° La perception est en relation avec un acte réactionnel. Les expériences de Piéron dans les acquisitions des habitudes du poulpe — sur la perception de surfaces éclairées par des poules, — montrent qu'il n'y a perception que lorsque le problème est posé à la conduite de l'individu.

3° La perception est une perception d'ensemble d'un tout, d'une situation. C'est la notion du « meaning » des Behavioristes qui intervient.

4° Les éléments isolés ne le sont qu'artificiellement, car ils dépendent du « tout » perceptif. Signalons ici, à titre d'exemple, les expériences de Michotte et Galli sur la synthèse sensorielle dans le champ de la sensibilité kinesthésique. Ils montrent, par exemple, que des mouvements particuliers des mains ne sont sentis, perçus, que comme réaction d'ensemble en fonction d'une sorte de champ spatial, fonction des mouvements des bras. De même Wheeler montre que les processus kinesthésiques sont liés à des expériences d'ensemble, etc.

2° *La perception, acte de comportement, est liée aux mouvements.*

L'importance des mouvements dans les diverses perceptions a été mise en lumière par de très nombreuses études. Il ne faut pas oublier, en particulier, les travaux de Ribot qui a beaucoup insisté « sur les images motrices incluses dans les sensations spéciales ». Proposition qui prend toute sa valeur si on veut bien se rappeler que pour Ribot toute image est motrice, que toute image est déjà mouvement naissant. Binet considérait la perception comme une adaptation plus complexe et plus générale que le réflexe. Cette importance du mouvement dans la vision est très nette dans les appréciations d'éloignement, de distance de mouvement. Diverses théories ont été proposées : accommodation, convergence; mouvements virtuels des muscles extrinsèques de l'œil (Hillbrand, Bourdon, Piéron, Stein). Les relations du système labyrinthique avec les illusions d'optique a été mise en évidence par Breuer et Kreidl, — de Cyon a insisté également sur les relations entre l'appareil labyrinthique, l'audition et la vision. Winkler ne croit pas que la vision soit une fonction dépendant seulement de la rétine, avec Sherrington il l'intègre dans « un complexus visuo-musculo-labyrinthique ». Kurt Golstein (1925) a mis en évidence le rôle du tonus musculaire dans la perception. On trouvera d'ailleurs dans le travail de Mourgue une excellente mise au point de toute cette question. Stein qui a écrit un chapitre du Traité de Bumke consacré à la Pathologie de la perception, s'inspire des mêmes idées. Pour lui le comportement sensoriel et le facteur moteur sont intimement liés dans l'acte perceptif. Stein a étudié entre autres phénomènes les illusions optiques et particulièrement dans l'intoxication mescalinique. Il fait jouer aux mouvements virtuels (mouvements « sensoriels ») le plus grand rôle dans ces phénomènes. Pour lui ces mouvements virtuels sont primitivement liés aux mouvements réels (dans la phase infantile). Petit à petit ils s'inhibent. Par l'action du peyotl il se produirait une regression fonctionnelle. Par ailleurs, poursuivant le travail de revision de la psycho-physiologie sensorielle, il a montré que les sensations originales (données des « sens ») étaient beaucoup moins spécifiques qu'elles le paraissaient et que le facteur temps dans l'excitabilité (chronaxie) jouait là un rôle essentiel. Des modifications de la chronaxie seraient des conditions formelles aux mouvements virtuels générateurs de perceptions visuelles. On trouvera également d'ailleurs dans l'ouvrage de Mourgue d'importantes références sur ce point. — La conception de Stein s'inspire de celles de Palagyi et de Scheler, sur les *mouvements sensoriels*. Disons encore que pour lui la perception est un acte qui réunit dans le même « Erlebnis » (expérience vécue) les sensations et les mouvements. C'est le mouvement qui intègre les sensations dans une même unité. Ce mouvement sensoriel, si nous l'avons bien compris, est plutôt un besoin de mouvement, quelque chose d'analogue au tropisme et par là la perceptibilité apparaît comme une fonction biologique très profonde et générale. Les troubles de l'excitabilité musculaire et sensorielle, particulièrement les troubles de la chronaxie, réalisent des troubles des perceptions et particulièrement les illusions des sens, sur lesquelles il tente une théorie des processus hallucinatoires. Disons tout de suite ici, puisque nous en avons l'occasion, que ceci nous semble conduire le problème des hallucinations dans une impasse et c'est la critique que nous adressons également à Mourgue. Le vrai est, croyons-nous, qu'il ne faut pas oublier que la perception est un acte de comportement et non pas seulement un mouvement, et que si les troubles du mouvement ou proprement sensoriels peuvent amener des troubles perceptifs, ils restent « à fleur de peau » et ne peuvent pas nous rendre compte du délire auquel ils sont le plus généralement liés comme une partie à son tout. Ainsi donc nous pouvons dire que l'acte perceptif enveloppe des facteurs moteurs et sensoriels, mais qu'il les dépasse.

3° *L'activité psychique et le mouvement.*

Nous venons de voir que l'élément « sensoriel » tendait à être intégré dans une réaction générale instinctivo-réflexe de comportement. Or toute la psychologie associationniste reposait sur cet élément sensoriel dont l'écho, le reflet était *l'image*.

Quelle idée se faire de la pensée sans l'image ? Et d'abord est-il bien vrai qu'il y ait une pensée sans image ?

C'est Brentano (1874)[1] qui a insisté sur le courant profond de la pensée qui, sous les mots et les images, a une direction (intention). L'Ecole de Würzburg (Marbe, Messer, Külpe, Watt, etc.) s'est ingéniée à montrer que sous l'appareil de l'imagerie mentale il existait des *attitudes*, des schémas, des plans, le développement de certains thèmes ou de certaines consignes qui existent en dehors de toute image. Les divers moments du cours de la pensée ont bien été mis en évidence par Watt. Il a distingué par introspection expérimentale d'une réaction à un mot inducteur, quatre phases : préparation, apparition du mot inducteur, recherche du mot induit, apparition du mot induit. Ce sont de telles attitudes, de telles directions de la pensée qui apparaissent fondamentales dans les opérations intellectuelles : *le cheminement de la pensée ne se fait pas à l'aide d'images mais sous les images*. C'est le sentiment de direction et d'écart de direction qui, pour Dürr (1908), est l'essence de l'attention volontaire. Pour Janet, l'attention est une conduite analogue à l'attente. C'est un comportement d'ensemble. Binet s'est fait l'apôtre dès 1903 en France de la pensée sans image. Avec Simon il a montré qu'une imbécile sans langage ou avec un langage rudimentaire pouvait faire des opérations intellectuelles qui n'utilisaient par conséquent pas d'images de mots qu'elle ne possédait pas.

Il reste donc à la base des opérations intellectuelles

1. Nous ne pouvons que renvoyer à l'excellent article de Meyerson dans le nouveau *Traité de Psychologie* de Dumas. On y trouvera un exposé remarquable par sa claıté et sa profondeur de la conception actuelle des images.

un ensemble d'opérations liées à des attitudes motrices d'ensemble qui orientent notre pensée.

4° *Les images.*

Que sont dès lors les images, c'est-à-dire les représentations concrètes que nous pouvons appeler à notre secours quand nous pensons, ou simplement dans nos fantaisies intérieures. Le propre de ces images (cf. l'article de L. Meyerson où cet aspect significatif de l'image est mis lumineusement en évidence) est d'avoir une signification. Head a bien vu que l'image joue le rôle de mot (1926). Une image ne se produit jamais à la conscience sans se présenter en même temps comme une relation. Dans la mesure même où on a conscience comme tout à l'heure pour la perception, on perçoit un contenu, une signification, des relations diverses. Parfois l'image apparaît et disparaît brusquement. Parfois au contraire elle se déroule. La signification est parfois très faible, elle demande à être explicitée, mais elle peut l'être toujours.

Même quand elle constitue un *souvenir* qui renaît fugace et involontaire, elle est beaucoup moins isolée qu'elle ne le paraît... Elle reste intégrée au comportement, aux affects, aux situations du présent.

5° *L'image et le mouvement.*

Nous touchons maintenant au point essentiel. On disait il y a quelques années, il y a des *images de mouvement*. Qu'entendait-on par là exactement ?

Puis-je me représenter un mouvement ? Certainement oui. Y a-t-il une image spéciale qui correspond à un sens spécial, le sens kinesthésique ? Il semble que la kinesthésie soit beaucoup plus qu'un sens, un ensemble de données sensibles. Des sensations de mouvement telles que les imaginait Exner n'ont pas résisté à l'analyse. Les sensations musculaires elles-mêmes (Goldschneider) n'ont plus guère de partisans. Pour Bourdon, il y a une sensibilité tactile profonde où les divers facteurs musculaires, tendineux, articulaires interviennent. L'image qui correspondrait à de telles sensations ne peut donc être que complexe et point spécifique.

En quoi une telle « image » diffère-t-elle des autres ? Une image visuelle, auditive, douloureuse, nous permet, dit-on, de nous représenter une perception antérieure sans l'éprouver. L'image kinesthésique, elle, s'accompagne de mouvement. Cette image de mouvement est mouvement. Cette image est au fond une perception. Nous ne pouvons avoir des images de mouvements qu'à la condition de faire des mouvements. La chose est particulièrement nette pour le langage articulé. Si bien que le *type moteur* (Stricker) est celui dont le langage intérieur se formule effectivement. Mais les *images* alors ne sont-elles pas tout à fait inutiles ? Pourquoi parlons-nous d'images alors que nous pouvons tout exprimer en termes de mouvement et dire simplement : nous pouvons refaire un mouvement que nous avons fait, tout au moins le *recommencer*. Il surgira bien une image à propos de ce mouvement, mais elle dépassera le plan moteur, elle sera visuelle, auditive, etc..., elle ne sera pas kinesthésique.

La *nécessité* de l'image kinesthésique était évidente quand on se représentait les images comme des résidus passifs de sensations de déplacements articulaires, de mouvements, *il devait donc y avoir* des images de déplacement. On croyait en trouver la preuve dans le fait que certains individus pouvaient en pensant parler sans *images auditives*.

Mais s'il n'est pas vrai que l'image soit un résidu

sensoriel, qu'il y en ait d'espèces différentes autant qu'il y a de sens, si l'image n'est qu'un certain contenu de conscience à multiples faces et relations que l'on ne réduit que par artifice à être visuelle, auditive ou motrice, nous pouvons bien concevoir un mouvement sans l'image *motrice* de ce mouvement.

Si par image motrice on envisage une image capable de déclancher un mouvement, toutes nos représentations sont des images motrices.

Si par image motrice nous entendons l'image du mouvement en dehors du mouvement, elle n'existe pas.

En fait la psychologie et la physiologie du sens musculaire et du mouvement s'est débarrassée entièrement de la notion d'image motrice et d'autant plus facilement qu'elle était inutile. Les travaux de Sherrington ou ceux plus récents de von Frey intègrent ces sensations à des actes physiologiques plus vastes (jeu des attitudes, répartition du tonus). Pour Schilder et Hoff ce sont des éléments plus ou moins artificiellement isolés des fonctions gnosiques corporelles (schéma du corps propre). En tous cas *l'image* motrice est absente de tous ces travaux. Sa valeur psychologique est purement abstraite puisqu'en fait si le sens musculaire joue un rôle c'est dans la perception et la représéntation de sensations *visuelles, tactiles*, etc.[1].

* * *

Notre perception est faite de mouvements naissants. C'est dans la mesure où nous n'agissons pas par réflexes que nous avons des perceptions.

1. Signalons également un petit article récent de O. Kestner sur l'importance psychologique du sens musculaire dans la perception spatiale, visuelle, tactile.

Notre pensée est une conduite interne faite de mouvements naissants, d'attitudes motrices.

Les images sont « des contenus de conscience » concrets et significatifs qui sont à notre pensée intérieure ce que les perceptions sont pour notre action.

L'idée de faire de *l'image* le seul moteur de l'action, de la perception et de la pensée, l'atome de la vie psychique conduit à une division purement sensorielle des opérations intellectuelles (les types sensoriels — les schémas de l'aphasie —, la grande variété et sous-variété des hallucinations verbales sont sortis de cette idée). Elle conduit en particulier à *isoler une image kinesthésique* qui se développe en intensité jusqu'à être à son maximum le mouvement, mais à son minimum rien.

L'idée au contraire de voir à la racine de tous les phénomènes psychiques non pas l'image mais le *mouvement*, conduit à se représenter le mouvement (plus ou moins inhibé puisqu'il est l'élément proprement dynamique, actif de l'être) comme le vrai moteur de l'acte perceptif, de la pensée et de l'image à leurs divers niveaux.

DÈS LORS, CE QU'IL S'AGIRA D'EXPLIQUER DANS UN TEL SCHÉMA, C'EST NON PLUS LE DÉCLANCHEMENT DE L'ACTION OU DE LA PENSÉE, C'EST LEUR INHIBITION OU LEUR DÉSINHIBITION — LES SENTIMENTS QUI LES ACCOMPAGNENT — ET LES CONDITIONS QUI LES PROVOQUENT.

II. — CONCEPTION DES TROUBLES DU LANGAGE SANS LA NOTION D'IMAGE MOTRICE VERBALE

C'est pour avoir intercalé entre la pensée pure (telle qu'elle s'est identifiée avec l'activité instinctive, les conduites, le mouvement, après les travaux de M. James Bergson, de l'Ecole de Wursburg, du Behaviorisme) entre la pensée et son expression, une entité que seule l'analyse artificielle y introduit, l'image, que la psychophysiologie de la fin du siècle a fourni de l'aphasie des schémas innombrables et *inutiles*.

La théorie de l'aphasie malgré la grande multiplicité des schémas s'y présentait d'une manière très simple. Il y a des centres d'images qui correspondent aux divers sens (ouïe, vue, sens musculaire, kinesthésique, etc). Si ces centres d'images sont détruits, l'audition, la vision, l'articulation ne peut pas se faire. Seulement, comme en fait, la clinique offre des cas beaucoup plus complexes, on a été obligé pour s'approcher de cette complexité de constituer des schémas de plus en plus nombreux, jusqu'au jour où avec Pierre Marie (« l'iconoclaste » comme dit Head), on s'est avisé que ce qui compliquait l'étude de l'aphasie c'était plus encore que la difficulté d'interprétation des faits, la théorie explicative par les images et les centres d'images, car elles forçaient par leur nature partielle, fragmentaire, à une véritable pulvérisation du fait clinique et aussi à une vue trop superficielle du trouble de l'aphasie. Pierre Marie a montré que l'aphasie en dehors de l'anarthrie était un trouble de la pensée elle-même, une perte de la fonction symbolique elle-même. En effaçant l'image, en ne considérant que la pensée et sa formulation motrice dans le langage, on restituerait aux troubles du langage leur dépendance immédiate des troubles de la pensée — il n'en reste pas moins que si l'aphasie est souvent démence, agnosie, asymbolisme, que si elle s'accompagne de troubles profonds de la pensée syntaxique (agrammatisme de Pick), que si elle représente des phénomènes de dissociation de l'activité de comportement, de formulation, d'expressions symboliques (Head), on peut entrevoir la possibilité d'un trouble plus proprement cénesthésique et apraxique qui altère la construction nécessaire de *l'acte* qu'est une phrase émise ou même entendue (Ombredane). Dans une telle hypothèse, on le voit, il n'est pas question d'images, mais seulement du jeu des schèmes, d'attitudes fondamentales de la pensée sans image et de son *expression* verbale par des mouvements plus ou moins complets[1].

Pour les troubles du langage qui se caractérisent par le fait que *ce qui est perdu* c'est la capacité de formulation verbale d'une part, le sentiment d'être l'auteur, le créateur des paroles émises sous une forme endophasique ou phonatoire d'autre part, l'ancienne théorie des images était aussi extrêmement simple. Il y a des images auditives et kinesthésiques verbales : quand le centre des images auditives entre en action, « en épilepsie », il se produit selon le degré d'intensité des hallucinations auditives psychiques ou des hallucinations auditives psycho-sensorielles; quand c'est le centre des images kinesthésiques, motrices, il se produit selon l'intensité, l'hallucination kinesthésique verbale, l'hallucination psycho-motrice verbale et l'impulsion verbale. On reconnaît là la première classification de Séglas. Comme dans ce domaine également les « sensations kinesthésiques » ne sont guère données comme très pures — qu'elles sont souvent auditives en même temps, il a fallu créer de nouvelles subdivisions. Mais *il faut bien voir que ces premiers travaux de Séglas portaient en germe une révolution analogue à celle de Pierre Marie en matière d'aphasie en mettant l'accent sur le caractère moteur des hallucinations psychiques, sur l'importance du langage*

1. Les conceptions défendues par Gelb et Goldstein (1933) semblent même arriver à ce point éloigné de la théorie de la perte des images qu'il leur paraît que l'aphasique a perdu la possibilité de penser autrement que par images concrètes, détachées et inutilisables !

intérieur. Séglas n'a pas tardé à voir que l'essence de ces phénomènes étaient d'être liés à la pensée délirante, car du même coup ces formulations verbales, cette hyperendophasie se trouvaient en continuité avec toute la pensée, les attitudes, le comportement, l'affectivité (qui les sous-tend) du sujet. Sans doute dans ces premiers travaux d'accord avec la physiologie de l'époque fait-il jouer à l'image kinesthésique le premier rôle, mais c'est pour en réduire ainsi progressivement l'importance jusqu'à décrire la majeure partie de ces phénomènes comme des phénomènes d'hyperendophasie, d'exaltation de cette conduite interne qu'est le langage intérieur.

Si nous voulons nous représenter les rapports de la pensée de l'image et du mouvement dans de tels phénomènes, nous devons considérer selon le schéma général de notre hypothèse conductrice que, forme de comportement, de l'activité instinctivo-affective de l'individu, la pensée est une conduite qui oriente les autres conduites — qui donne un sens, une signification à nos actes, en les rattachant à nos tendances. C'est à ce niveau d'intégration, d'après Head, supérieur à celui du mouvement et de l'activité sensorielle, que s'effectue la formulation d'expression symbolique. C'est le plan profond de la pensée sans image. Elle utilise un appareil de signes qui sont les mots, les concepts à l'aide desquels elle se formule, se rend communicable et s'explicite. Cette utilisation du langage pour préparer l'action prend une forme particulièrement importante, c'est *le langage intérieur*, la *conversation avec soi-même*, la *réflexion* qui restent généralement purement internes mais peuvent aller parfois jusqu'au langage exprimé. Cette activité verbale est plus ou moins dirigée et élevée, elle peut être particulièrement difficile et active, elle peut au contraire tomber au plan d'un jeu très relâché, fragmentaire, automatique. Cette conduite interne utilise des mots, fait des phases dont seul importent au sujet le sens, la signification et c'est dans l'exacte mesure où la pensée s'exprime directement dans le verbe, où la chose à exprimer et son expression ne font qu'un, que le sujet a le plus le sentiment de diriger sa pensée : il n'est pas sujet, il est maître. Dans les cas, au contraire, où cette conduite interne manque de vigueur, « où l'esprit vagabonde », où la forme, l'aspect, l'image des mots et des choses l'emportent sur leur signification, il a l'impression de ne plus être maître de sa pensée, d'être parasité par ses propres idées, par la masse de tous ses automatismes toujours en éveil. C'est dans ces états de basse tension (dont le rêve représente la forme maxima) que se substitue à la pensée directement exprimée une forme inférieure de pensée, c'est la pensée par *image*. Mais l'image, comme nous l'avons dit, n'apparaît pas comme l'élément constant et indispensable de la pensée, elle apparaît comme un *sous-produit* encore chargé de signification, c'est-à-dire intégré toujours à des schémas d'action, à des cercles de souvenirs plus ou moins profondément enfouis dans l'inconscient du sujet.

On voit donc se dessiner clairement la possibilité à mesure que le niveau s'abaisse d'une activité toujours plus automatique, moins dirigée, moins volontaire, moins « personnelle » mais qui reste liée par sa base même aux tendances générales et profondes de la personnalité.

C'est selon ce schéma que nous allons envisager les divers phénomènes qui constituent les « hallucinations psycho-motrices verbales ».

Nous pouvons d'ores et déjà voir que l'idée de reconnaître dans ces phénomènes des explosions de mouvement qui les assimilent à une épilepsie tout court, c'est-à-dire à une décharge d'images motrices qui sommeillaient dans les plis du cerveau, ne pourra nous agréer. Il faudra trouver une autre explication plus conforme avec le point de vue qui, en supprimant de l'hypothèse l'image motrice, enlève par là à l'excitation motrice mécanique son seul appui, et qui en réintégrant les attitudes motrices à la base même de tout le psychique lui supprime toute raison d'être et toute utilité. C'est ce que nous verrons plus loin. Soulignons que c'est dans ce sens déjà que dans notre analyse de la notion d'automatisme nous avons montré que l'excitation mécanique de tendances affectives était une hypothèse inutile, car les tendances sont en érection ou ne sont pas. **De même ici il n'y a pas lieu de se demander par quelles excitations le langage hallucinatoire nait, il faut et il suffit de se demander comment le langage devient « hallucinatoire »**. C'est là le vrai problème.

CHAPITRE IV

LES HALLUCINATIONS PSYCHO-MOTRICES

LES PHÉNOMÈNES FORCÉS ET LES PHÉNOMÈNES ÉTRANGERS

Nous avons déjà signalé que les variations dans les descriptions et les définitions des phénomènes psycho-moteurs verbaux avaient nui à leur utilisation précise en clinique. On dit en effet généralement qu'un malade a des « hallucinations psycho-motrices » aussi bien quand il accuse ses persécuteurs de le faire parler, que quand on le voit soliloquer ou lorsqu'il accuse des voix épigastriques, etc...

Les distinctions que Séglas a introduites à plusieurs reprises ont naturellement suivi les variations des notions d'hallucination et de pseudo-hallucination. On appelle généralement « hallucination vraie » celle où il y a projection spatiale, on conçoit dès lors qu'une telle notion appliquée aux phénomènes psycho-moteurs devait s'entourer de quelque confusion, car où commence et où finit l'extérieur et l'intérieur dans l'ensemble de la personnalité morphologique et physiologique ?

Pour nous, nous avons essayé dans plusieurs travaux antérieurs, et particulièrement avec notre Maître, M. Claude, de définir l'hallucination vraie par *la croyance intime de percevoir un objet absent*, ce qui fonde l'hallucination, c'est la *réalité objective* de la fausse perception. Nous ne pouvons pas insister sur ce point de vue, nous le croyons cependant de nature à opérer une révision des valeurs en matière d'hallucination, car il aboutit à distinguer à côté des *hallucinations authentiques*, des *hallucinoses* qui ont les attributs de précision et d'extériorité de l'hallucination tout en n'entraînant pas la croyance intime du sujet en leur réalité et des *pseudo-hallucinations* qui ont ce caractère général de se présenter à la conscience du sujet comme un corps étrangers dans sa propre personnalité, de créer dans le moi lui-même, dans la « réalité subjective » qui n'en comporte pas, *des objets* (pensées, idées, élocutions, représentations visuelles, etc.) plus ou moins nets, mais intérieurs, gênants, parasites, etc. Nous avons assimilé pour cette raison les phénomènes pseudo-hallucinatoires aux phénomènes obsessionnels. *Les hallucinations psycho-motrices sont pour nous des pseudo-hallucinations* et nous verrons que les idées que nous avons, dans un récent travail, défendues avec M. Claude, sur la pathogénie de ces pseudo-hallucinations peuvent être reprises ici pour les hallucinations psycho-motrices.

Les diverses distinctions entre hallucinations et pseudo-hallucinations ne se posent pas du point de vue auquel nous nous plaçons. Nous allons pour donner une énumération des faits, nous contenter de les désigner le plus simplement possible. Nous essaierons ensuite de les grouper et de les analyser.

1° *Mots et phrases prononcés par le sujet malgré lui* (*Elocutions impulsives*).

Il s'agit là d'une véritable obsession-impulsion. C'est par exemple le cas d'une malade que nous avons observée à la clinique : cette jeune femme, M..., a toujours été très nerveuse, elle a des tics. Etant toute enfant elle eut un accident d'auto qui provoqua une crise de mouvements choréiformes (déjettement des épaules). Elle fut prise vers cette époque d'une impulsion verbale coprolalique. Elle devait dire « M... quel c...! ». Les choses s'arrangèrent. Elle eut un deuxième accident d'auto et depuis lors, l'année dernière, elle est reprise de crises coprolaliques « ça m'énerve, ça m'énerve et je ne puis pas savoir ce que c'est, ça dure quelques secondes et ça recommence plusieurs fois dans la journée... Je ne comprends pas, c'est quelque chose qui m'a frappée... Je sais que c'est moi qui le dis. Parfois je le pense, je sais que je vais le dire et je ne puis pas m'en empêcher... A d'autres moments ça part comme ça. En principe quand je suis avec quelqu'un que je ne connais pas beaucoup ça ne se produit pas. C'est quand je me laisse aller que ça se produit ».

Une autre de nos malades, Ger... se plaignait de dire des mots grossiers parmi tout un ensemble d'autres phénomènes psycho-moteurs. « Il y a des choses, dit-elle, qui m'échappent sans que je le veuille, ça me dicte sans que je puisse l'arrêter mais je n'entends rien. » Nous pourrions multiplier les citations. Ces faits sont trop connus pour que nous ayons à en fournir d'autres exemples.

2° *Propos qui sont prononcés par le sujet qui se sent forcé par une puissance extérieure à les exprimer* (*Élocutions imposées*).

Par exemple une de nos malades Auc..., nous disait : « *On* m'oblige à dévider des discours quelconques. Ça dure une demi-heure ou trois quarts d'heure. Je sais que je suis seule mais *on* m'oblige à parler tout de même. Parfois j'ouvrais la porte du magasin et *on* m'obligeait (sans entendre d'ordre) à crier aux clients « Qu'est-ce que vous faites-là ? » Très souvent les malades se plaignent d'être forcés par les personnes qui les influencent de dire des choses secrètes de leur vie intime, de leurs souvenirs ou des choses absurdes.

3° *Propos prononcés par le sujet qui se sent forcé par une puissance intérieure à les exprimer.* (*Élocutions inspirées*).

Une de nos malades, Mar..., qui se croyait possédée par une bête, ou un homme, ou Satan éprouve des sensations voluptueuses et elle se trouve obligée par celui qui la possède de dire d'affreuses obscénités. Un autre, Pot..., qui est possédé par des artistes qui sont dans son ventre, se plaint qu' « on le fait grommeler », on le fait parler malgré lui par moments.

Parfois, c'est une véritable *inspiration* qui anime le sujet et c'est Dieu qui parle par sa bouche. La malade Ray..., ne parle pas elle-même, c'est le Saint Esprit qui parle par sa bouche : « Il faut que ce service change. Je veux descendre sur la terre pour sauver la France », etc. Une autre de nos malades dont nous parlerons longuement, *Madeleine*, est Dieu Sainte Anne et c'est ce personnage qui la possède entièrement ou plutôt qui a absorbé sa propre personnalité, parle tout le temps... »

4° *Articulations verbales automatiques qui sont prononcées par la langue ou le larynx sans aucune participation consciente du sujet* (*Articulations verbales automatiques*).

Ces phénomènes sont de deux ordres :

Ou bien le sujet a conscience d'un pur mouvement des organes phonateurs : « ce sont des paroles muettes qui me viennent par la langue », « des frétillements de la langue » que je ne puis pas réprimer (Voix muette).

Ou bien le sujet les éprouve comme des voix dont il dit qu'elles résonnent soit extérieurement (voix extérieures d'articulation), soit dans dans la tête (voix intérieures d'articulation), soit dans l'estomac, l'intestin, etc. (voix épigastriques abdominales d'articulation, etc.).

5° *Soliloques et dialogues.*

Certains malades pensent tout haut et fréquemment font les demandes et les réponses. Nous rapporterons des observations typiques de ces phénomènes.

6° *Glossomanie.*

Ce phénomène consiste dans une sorte de jeu verbal plus ou moins incohérent dans lequel se complaît le malade. Cette activité se présente généralement chez les sujets qui sont des êtres extraordinaires, des sujets d'expérience, pour tout dire des délirants qui expriment l'incohérence de leur délire et de leur langage sous la forme de langues étrangères, communiquées, etc...

* * *

Tous ces phénomènes peuvent se grouper en deux catégories :

1° Ceux qui apparaissent exécutés par le sujet, mais ou imposés, ou inspirés, ou impulsifs (phénomènes forcés);

2° Ceux qui apparaissent non exécutés par le sujet, se faisant en dehors de sa propre activité (phénomènes étrangers).

Les *phénomènes forcés* sont :

Les élocutions impulsives ou impulsions verbales ;

Les élocutions imposées ;

Les élocutions inspirées.

Les *phénomènes étrangers* sont des articulations verbales automatiques :

Voix muettes ;

Voix intérieures céphaliques (psychiques) ;

Voix organiques ;

Voix extérieures d'articulations soliloques.

Analysons brièvement cette dernière classe de phénomènes (étrangers). Là, le sujet n'a pas conscience d'être forcé, inspiré, il se substitue à sa pensée, à sa voix, des pensées et des « voix » entendues ou senties qui sont des « corps étrangers ». C'est cette catégorie de cas qui représente en effet l'ensemble des hallucinations psycho-motrices dans le sens le plus étroit du mot. En réalité même ce groupement n'est pas tout à fait homogène, il y a la des faits d'hallucinations verbales automatiques sous la forme de voix muettes, voix et pensée dans la tête, voix épigastriques et même voix iutérieures d'articulation. Ce qu'il y a de commun à tous ces cas, c'est que le malade exécute des mouvements qu'il n'éprouve pas comme personnels, ce sont des mouvements en dehors de lui. L'existence de phénomènes de cet ordre est bien connue. Nous allons illustrer en raison de leur importance chacun d'eux par des exemples.

a) Le malade prononce des mots et dit : c'est une voix qui vient des organes (voix épigastrique, abdominale, cardiaque, etc.). Une de nos malades, Dup..., nous dit : « Une voix me vient du cœur. Tenez, entendez », et nous la voyons articuler des paroles à voix basse. Une autre, Mme Rob..., nous dit : « Quand j'ai les organes congestionnés, mon foie par exemple, il se met à chanter. Tenez, écoutez : » elle se met à chanter en appuyant sur son foie. « Ça sort de là », dit-elle.

b) Les voix intérieures s'accompagnent de mouvements d'articulation. Mourgue a mis la chose en évidence au moyen du laryngographe de Rousselot. L'observation publiée par Cramer est particulièrement instructive à ce sujet. C'est celle d'un sourd-muet qui avait appris à faire des mouvements d'articulation verbale. Ce malade qui avait acquis une culture assez remarquable présenta d'abord un délire de persécution et versa dans la suite dans un délire assez incohérent. Il *s'entend* appeler « Kaiser ». Quand on précise les choses on apprend que ce sont des pensées qui lui viennent, qu'il ne les entend pas puisqu'il n'entend rien (Notons pour la valeur du témoignage de l'halluciné qu'il emploie pour les exigences du langage le mot j'entends !), que ce sont des pensées qui lui viennent, *par la langue,* il précise que ce sont des pensées *par la bouche.* « Pour nous, dit-il, le parler bas est très fort. » Nous ne pouvons pas insister sur cette longue observation que nous avons traduite en entier et *qui est très suggestive à ce point de vue.* Ceci nous paraît capital pour montrer que ce sujet *sourd* qui n'a jamais entendu, peut dire comme beaucoup de nos malades : J'entends par la pensée. J'ai des voix dans la tête : on saisit là sur le vif que ce qu'il y a à la base de ce phénomène, ce sont des mouvements d'articulation.

c) Les voix peuvent nous représenter de véritables hallucinations extérieures (voix extérieures d'articulations), c'est-à-dire que le malade profère lui-même des paroles *qu'il croit entendre du dehors.*

Voici, par exemple, une de nos malades Alb... est convaincue de la réalité extérieure de ses voix. Voici un extrait de son interrogatoire. La malade converse avec ses voix.

— (Mouvements d'articulation nets).
— C'est assez commode.
— (Mouvements d'articulation nets).
— Ah ! ça fait quatre en cinq ans.
— (Mouvements d'articulation nets).
— Il est marié... j'étais à Paris.
— (On l'entend dire). « Tu as été mariée ».
— On m'a marié avec Alb..., etc...

Un degré de plus et on a le dialogue entièrement prononcé, les demandes et les réponses sont faites par le sujet. Notre malade Lan... par exemple :

— Non! Non! ça non!
— (Mouvement des lèvres).
— Je ne veux pas.
— ...
— C'est inutile.
— Tu veux que je regarde le docteur ?
— ...
— Tiens, je le regarde.
— Tu vas mourir !
— Non, je ne mourrai pas, j'en ai assez...
— Oui, tu mourras.
— Je ne mourrai pas... Oui, j'aime Robert, mais c'est un salaud.
— On l'enfermera.
— Ah ! on l'enfermera... etc... etc.

Nous saisissons ici la malade en train d'*attribuer à son propre discours un caractère hallucinatoire*, car cette dernière malade était convaincue que quelqu'un lui parlait ainsi, comme la malade Alb... affirme que ce sont des voix très nettes, très fortes « comme la vôtre ».

Cette dernière catégorie de faits nous fait toucher au mécanisme psycho-moteur de l'hallucination vraie qui apparaît ainsi sous cet aspect rattachable aux phénomènes que l'on décrit sous le nom d'hallucinations psycho-motrices. Les conditions de cette objectivation devront être recherchées dans l'analyse de la mentalité de tels malades. Ceci est en dehors de notre sujet actuel.

Quant aux autres phénomènes étrangers (articulations verbales automatiques) qui comprennent les voix muettes, les voix intérieures, les voix organiques, ils constituent la classe des hallucinations psycho-motrices proprement dites.

Les phénomènes forcés (impulsions verbales, paroles forcées, paroles imposées, glossomanies, soliloques) se trouvent généralement étroitement intriqués aux phénomènes précédents chez les mêmes malades. C'est une vérité clinique banale sur laquelle nous n'avons pas besoin d'insister. Si donc nous voulons nous faire une idée de la nature de tels phénomènes, nous allons être obligés de chercher s'il n'y a pas quelque chose qui leur est commun. Mais avant de poser clairement la question pathogénique, analysons encore le fond de ces deux ordres de phénomènes.

Les *phénomènes forcés* sont caractérisés par ce fait que ce sont des actes de langage intérieur ou extérieur accomplis (avec conscience de les accomplir) par le malade qui ne s'en sent pas responsable. Ils échappent à son contrôle, se font malgré lui. Il se sent obligé de parler, de dire des choses qui ne viennent pas de lui. Le langage de ces malades peut être divers, il peut être grandiloquent, injurieux, coprolalique, absurde, incohérent. Mais, sauf dans ce dernier cas, il n'est pas altéré dans sa forme. Le trouble du langage n'est pas dans la construction du mot ou de la phrase, il est dans le fait que le malade ne le considère pas comme voulu. Il y a *incoercibilité de la pensée et du langage.*

Les *phénomènes étrangers* sont caractérisés par le fait que le malade assiste selon lui en spectateur, (pour l'observateur, en acteur) au déroulement d'un langage plus ou moins complètement formulé. Ce langage lui apparaît quelquefois incompréhensible, absurde, visant des faits qui le surprennent et pourtant c'est bien lui qui le formule. Il y a *aliénation de la pensée et du langage*

Il nous semble que le grand mérite de Séglas est d'avoir rapproché les seconds des premiers et c'est également le sens général du présent travail.

Les derniers faits que nous avons décrits plus haut sont à cheval entre ces deux catégories et par là montrent leur étroite solidarité. Quand un malade en effet prononce les demandes et les réponses, que rien, à part la forme même de la phrase (affirmative ou interrogatoire) ne révèle d'anomalie; que tout se passe tout naturellement comme si chacun de nous « s'amusait » à en faire autant, on est bien en droit de dire que l'essence du phénomène morbide n'est pas dans une qualité particulière du langage mais *dans la signification qui lui est attribuée*. L'automatisme d'un tel langage ne peut pas être défini comme étant une néoproduction verbale, comme le serait par exemple une explosion syllabique analogue à une convulsion musculaire. L'automatisme d'un symptôme n'est pas intrinsèque à ce symptôme, il ne prend cette valeur que par le fait qu'il n'est pas intégré dans une attitude, dans une conduite personnelle. C'est là, croyons-nous, un argument décisif qui doit orienter nos tentatives d'explication.

CHAPITRE V

LE SENTIMENT D'AUTOMATISME ET LE SENTIMENT D'INFLUENCE

Nous venons de voir que les hallucinations psychomotrices telles qu'elles ont été décrites par Séglas, telles qu'elles sont passées dans la clinique courante comprenaient tout un ensemble de phénomènes que l'on peut *grosso modo* répartir en deux catégories. *Les uns expriment* l'élocution violentée du sujet qui les considèrent comme impersonnels, les autres des élocutions qui se passent dans le sujet qui les considère comme *étrangères*. Nous avons déjà vu quelque chose de tout à fait analogue dans le travail que nous avons consacré avec M. Claude aux rapports qui unissent l'hallucination, la pseudo-hallucination et l'obsession. Au fond le problème était le même, il s'agissait d'établir que les pseudo-hallucinations sont des phénomènes identiques (jusqu'à se confondre avec elles) aux obsessions passives — corps étrangers — et que dans leur nature, ces obsessions représentées par les sujets comme étrangères à leur personnalité, sont analogues aux obsessions actives, elles sont manifestement solidaires des tendances du sujet.

Du point de vue qui nous occupe ici, celui des *hallucinations motrices verbales*, les choses, nous venons de le voir, se présentent d'une manière analogue: Le sujet qui éprouve des phénomènes étrangers (articulations verbales automatiques) présente ces phénomènes comme sans aucun lien avec sa pensée, ce sont pour lui, des *objets inclus dans sa personne*. Ces objets sont des paroles.

Avant d'aborder le problème que pose notre distinction, revenons un peu en arrière sur ce que nous avons dit des rapports du langage et de la pensée. Nous avons vu que la fonction de la pensée était d'orienter la conduite, de lui donner un certain sens, que la fonction du langage était d'exprimer la pensée en signes. L'acte habituel de la vie psychique est une conduite particulière qu'on appelle le *langage intérieur*. Il a des degrés divers. Tantôt dans la réflexion pleine et intense, la pensée qui se cherche à travers toute une série d'attitudes mentales, d'essais et d'erreurs, s'exprime et s'élucide dans l'expression verbale; l'attention est entièrement dirigée vers et par le sens de ces signes. Tantôt dans la pensée relâchée et flottante il s'introduit un écart entre la pensée et son expression : il y a distraction (pensant à une chose, d'autres idées se substituent à la pensée mal dirigée et mal maintenue) et facilement l'attention est distraite par des associations formelles de signes (association par contiguïté, par assonance, etc.). C'est alors le langage « inconsistant » de Pierre Janet.

Autre chose encore, notre pensée même dirigée procède par illuminations massives, par intuitions qui montent de notre inconscient, — quand elle se relâche nous sommes littéralement envahis par des irruptions d'idées, d'images (ces sous-produits dont nous avons parlé et qui sont une sorte d'autre langage intérieur). Ribot qui attira l'attention dans un de ses derniers articles « Les mouvements et l'activité inconsciente, 1912 » sur le rôle de cette idéation obscure inconsciente, cite un travail de Peirce (1906). Cet auteur se demande comment ces irruptions naissent dans la conscience. Les matériaux de notre vie psychique entrent, dit-il, bien plus nombreux qu'on ne le suppose dans notre conscience sous un aspect étranger. Les brillantes réparties, les saillies humoristiques, les brusques compréhensions, tout cela et une infinité d'autres expériences journalières, prouve l'abondance de l'activité cérébrale travaillant quelque part en dehors des limites de la conscience. On voit donc que ce que nous avons à expliquer, ce ne sont pas des apports inattendus de toute espèce, mais pourquoi ils deviennent étrangers à la conscience... Nos croyances absurdes, nos prémonitions, nos alarmes, nos certitudes, notre foi, nos doutes se présentent toujours avec quelque caractère incoercif. Des enquêtes faites auprès de savants ont pu révéler que leurs idées leur apparaissaient souvent comme étrangères.

L'idée (dont nous vivons) que nous dirigeons nos pensées est soumise à de singulières et rudes épreuves, ou plutôt serait soumise à de rudes épreuves, si cette *illusion* de notre pouvoir, de notre unité, de notre spontanéité et pour tout dire de notre liberté n'était soustendue par un effort effectif et efficace. Comme le disait Delbos, à propos de Maine de Biran, notre causalité triomphe de notre substantialité. C'est dans la mesure où nous agissons, où nous nous efforçons, où nous nous tendons vers l'action que toutes ces scories de notre vie psychique sont entraînées dans l'élan de notre personnalité. (*Je veux donc, je suis.*)

Nous portons en nous à l'état normal le germe — et parfois plus — de ces phénomènes forcés (inspiration, intuitions). Il est donc assez facile de se représenter que les phénomènes de cet ordre dans le domaine pathologique ne sont ni plus ni moins, en eux-mêmes, morbides que ces phénomènes de « spontanéité ». Il y a dans toute pensée normale plus qu'il ne faut d'irruptions idéiques forcées — disons de folies ! — pour qu'il soit *inutile* dans la théorie des faits psychiatriques de chercher une explication « mécanistique » de ces irruptions[1]. Si nous nous en passons en psychologie normale nous devons nous en passer dans la théorie psycho-pathologique et si nous voulons y faire appel dans l'explication des irruptions pathologiques, nous devons également l'invoquer dans l'interprétation des irruptions idéatives normales. Et alors ? Alors — répétons-le encore et sans cesse — ce n'est pas dans le mode d'irruption et de déclenchement qu'est le pathologique qu'il faudra expliquer, c'est dans l'intégration de ces phénomènes à des cycles de comportement, de croyances, de sentiments plus complexes et généraux.

Mais est-ce que pour les phénomènes étrangers il n'en serait pas autrement[2] ? A première vue, eux ne se présentent pas comme des erreurs d'attribution, ils sont éprouvés par le malade comme radicalement différents de leurs propres pensées. Il semble que nous en avons assez dit plus haut par les exemples que nous avons cités (et on le verra mieux par la suite) pour que cette objection tombe d'elle-même, car nous saisissons là aussi le malade, malgré ses dires et ses croyances, en *flagrant délit* d'erreur. Il parle, il articule, il joue, le plus naturellement du monde pour l'observateur et il ne s'attribue pas — non seulement la volonté de parler comme tout à l'heure — mais

1. Nous avions déjà écrit ce passage lorsque nous avons eu la satisfaction de retrouver sous la plume de M. Janet des réflexions analogues et une argumentation presque identique. *La force et la faiblesse psychologique* (p. 240). « Le phénomène d'irruption, dit-il, est un phénomène normal de l'esprit. »

2. Nous suivons strictement, revenons-y, l'argumentation par laquelle nous avons réduit les pseudo-hallucinations au mécanisme des obsessions actives dans le travail auquel nous nous réferions plus haut.

même l'acte de parler ! Et ainsi réduites, ces deux catégories à une même unité, celle de l'illusion et de l'erreur, nous devons nous demander si au lieu d'essayer d'expliquer les phénomènes forcés par les phénomènes étrangers eux-mêmes conçus comme des décharges mécaniques et effectivement extrinsèques (ce qui est absurde) nous ne devons pas essayer d'expliquer l'erreur du parasitisme délirant par l'erreur de l'influence délirante. Autrement dit, considérant que les phénomènes psycho-moteurs d'automatisme verbal ne reçoivent leur signification pathologique que d'un état mental plus complexe dont ils participent (*sentiment d'influence* pour les phénomènes forcés ; *sentiment d'automatisme* pour les phénomènes étrangers), nous aurons à nous demander si le sentiment d'automatisme n'est pas à rapprocher du sentiment d'influence, c'est-à-dire du délire le plus authentique.

Nous avons donc à examiner toute une série de questions pour vérifier les propositions que nous venons d'énoncer.

Le *sentiment d'automatisme* est-il produit par l'apparition de phénomènes étrangers ?

Le *sentiment d'automatisme* est-il lié à une dissolution des fonctions psychiques ?

Le *sentiment d'influence* est-il produit par les phénomènes forcés ?

Le *sentiment d'influence* est-il produit par une dissolution des fonctions psychiques ?

Le *sentiment d'automatisme* peut-il être réduit au sentiment d'influence ?

Les *sentiments d'influence* et *d'automatisme*, s'ils sont le produit de dissolutions fonctionnelles sont-ils rattachables à des accidents organiques ou à des facteurs psycho-génétiques ?

CHAPITRE VI

LES SENTIMENTS D'INFLUENCE ET D'AUTOMATISME CONDITIONS DES MANIFESTATIONS « HALLUCINATOIRES » PSYCHO-MOTRICES

APERÇU CRITIQUE DE LA THÉORIE DE MOURGUE

Nous avons vu que l'idée de centres d'images motrices dont la décharge produirait des mouvements d'articulation verbale ne correspondait qu'à une certaine interprétation des faits actuellement périmée. Elle persiste cependant sous le nom de *théorie mécanique*.

Si nous avons bien compris le sens d'une telle conception, elle consiste à faire du phénomène moteur (d'irritation des centres) le primum movens du symptôme hallucination motrice verbale et secondairement du délire. Cotard écrivait en 1889 : « Dans certains cas d'idées obsédantes, l'impulsion automatique se fusionne avec l'image et lui donne une sorte de vie extérieure au moi... » Dans cette étude, en bien des points profonde, le célèbre psychiâtre essayait de fonder le délire sur une activité psycho-motrice élémentaire. Nous verrons ultérieurement ce que nous devons penser d'une telle théorie du délire. L'originalité de la théorie mécanique réside dans ce fait que pour elle le phénomène moteur automatique impose la croyance en une action extérieure, croyance qui définit le symptôme.

Soulignons encore une fois que dans ce cas particulier, c'est, comme toujours, dans les mêmes termes que se pose le problème de l'hallucination. Nous avons, dans des travaux antérieurs avec M. le Professeur Claude ou seul, essayé de montrer que les phénomènes de néoformation sensorielle (en admettant qu'on en rencontre comme *semblent*[1] le montrer les phénomènes d'hallucinose) ne peuvent pas entraîner par leur simple intensification l'extériorité et surtout *l'objectivité*.

La meilleure preuve que l'on pourrait donner d'une telle conception serait de montrer des cas où des phénomènes moteurs, isolés de tout autre trouble de la personnalité, en se développant entraînent le sentiment d'influence ou la désannexion au moi. Or, de même que nous avons souligné ailleurs que les paresthésies, les douleurs, les hallucinoses ne provoquent pas par leur seule intensité des hallucinations, nous pouvons bien dire ici que des mouvements automatiques purs (chorée — maladie des tics de Salaam avec coprolalie par exemple) ne provoquent pas le sentiment d'influence. N'y aurait-il que quelques cas observés de cet ordre qu'ils montreraient que ces mouvements seuls ne peuvent pas en eux-mêmes provoquer le sentiment d'influence.

Certains cas d'impulsions verbales (palilalie, écholalie, jurons, obscénités, tics de Salaam) ont été décrits au cours du parkinsonisme post-encéphalitique. Le tableau clinique d'ensemble est bien différent et les malades — on le souligne toujours — ont une conscience très aiguë de leur maladie. Ils disent : je dis des paroles absurdes, obscènes, je suis obligé de répéter la même chose : *c'est la maladie*. Nous renvoyons particulièrement à une observation très

1. C'est là une concession que nous avons cru devoir faire à la théorie mécanique et il n'est pas sûr qu'elle soit légitime après le travail de Mourgue.

intéressante de Pollak et Paul Schilder (1926) qui leur donne l'occasion d'envisager cette question du langage impulsif. Leur malade qui avait une encéphalite (étude anatomo-pathologique complète) présentait au maximum tous ces troubles impulsifs du langage, mais elle n'avait aucun sentiment d'influence (elle ne croyait pas qu'on la faisait parler). Tous les malades que nous avons vus atteints de tics verbaux de ce genre étaient démonstratifs de ce point de vue.

Mais de tels phénomènes ne pourraient-ils pas provoquer par leur apparition incongrue sinon le sentiment d'influence du moins le *sentiment d'automatisme ?* Il semble à première vue que oui puisque c'est dans la mesure où ils sont perçus comme tels qu'ils sont immédiatement éprouvés comme automatiques. Si on ne peut pas appliquer aux phénomènes que nous avons isolés sous le nom de *phénomènes forcés* (suggérés) la théorie mécanique ne serait-elle pas parfaitement légitime dans le domains des *phénomènes étrangers ?*

Les phénomènes forcés dans lesquels le sujet se reconnaît auteur du phénomène et où il est bien évident que sa signification délirante ne peut pas lui venir de son mode même d'éclosion comme nous venons de le voir, sont solidaires d'un trouble plus général, le sentiment d'influence. Quant aux phénomènes étrangers qui paraissent envelopper moins intimement de croyance délirante, d'où vient leur caractère pathologique ? Les malades disent : on parle en moi, je n'y comprends rien. La théorie mécanique consiste à dire : « ces malades font des mouvements automatiques d'articulation et c'est parce que ces mouvements sont automatiques qu'ils ont le sentiment d'automatisme. L'analyse que nous avons faite comme introduction à ce travail ne nous aurait pas servi à grand'chose si elle ne nous permettait pas de dissiper l'ambiguïté et l'espèce de jeu de mot qu'il y a sous une telle affirmation. Rien ne nous oblige une fois constaté que le langage de ces sujets est automatique à conclure qu'il est formé par des convulsions verbales particulières, en elles-mêmes pathologiques. En fait, tout se passe comme s'il n'en était rien. Nous prenons le malade en flagrant délit d'erreur, de délire. Son langage ne présente aucun trouble intrinsèque[1] ses paroles sont aussi normales que celles qu'il prononce à d'autres instants, analogues aux automatismes normaux les plus banaux que nous présentons tous. Ce qui confère à cet automatisme un caractère pathologique c'est moins leur déclanchement qui n'est ni plus ni moins explosif que tout langage « spontané ». *C'est la signification qui lui est attribuée par le sujet, c'est la valeur que lui assigne le malade.*

Et cela est si vrai que des phénomènes d'articulation peuvent apparaître et apparaissent constamment même chez l'individu normal, comme échappant au contrôle, sans qu'ils produisent le sentiment d'automatisme ou d'influence autrement que par introspection analytique (c'est le cas des savants dont nous avons parlé plus haut).

Le sentiment d'automatisme n'est pas l'ombre d'un acte automatique, c'est un crépuscule qui s'étend à l'ensemble de l'activité psychique. Il ne dépend pas d'actes même cent et mille fois répétés d'automatisme comme il s'en produit chez nous tout le long de notre existence.

Si donc l'acte isolé en lui-même est involontaire

1. Rappelons les observations et expériences faites à l'aide du laryngographe et l'expérience clinique de Séglas qui a montré précisément l'illusion incluse dans les phénomènes psycho-moteurs : illusion qu'un autre parle quand c'est le sujet lui-même qui parle.

(*sans doute !*) *mais ne provoque pas par sa seule apparition le sentiment d'automatisme, il en est de ce sentiment d'automatisme comme du sentiment d'influence, ils ne dépendent pas d'éclosions, d'irruptions, d'actes isolés et mécaniquement déclanchés*. Par là nous sommes inclinés à voir dans l'un et l'autre sentiment quelque chose de commun.

Nous avons vu que dans les phénomènes forcés le sujet se reconnaissait acteur mais non promoteur du langage, que dans les phénomènes étrangers il se trouvait seulement passif à l'égard de ce langage. L'individu normal, lui, se reconnaît agent du langage dans la mesure même où par là il exprime ses idées. C'est *l'accord entre ses intentions et le langage* qui entraîne le sentiment de propriété, même lorsque le mot, les idées « viennent tous seuls » ! L'essence des deux sentiments pathologiques, c'est l'incongruence, l'inconformité de la pensée exprimée.

La non-conformité de ses pensées, de ses propos à l'orientation de sa pensée et de la conscience qu'a le sujet de ses capacités, de ses intentions, tel est le caractère commun à tous ces phénomènes. Ces sentiments d'automatisme et d'influence sont intégrés dans des « touts », des états de conscience complexes, les malades n'éprouvent pas seulement des phénomènes isolés, ce qu'ils éprouvent c'est le sentiment d'être des *sujets* — d'être des marionnettes dont on tire les ficelles, — d'être des *possédés*.

Notons encore un autre caractère. Il n'y a pas seulement dépersonnalisation, il y a toujours *repersonnalisation*. Ce que le malade éprouve comme n'étant pas en continuité avec lui-même, il l'éprouve non pas comme une force physique aveugle mais comme une *action humaine ou spirituelle* (plus ou moins directe) et par conséquent significative, intentionnelle.

Nous en avons assez dit ici pour montrer que l'idée

de voir dans les hallucinations motrices des intrusions mécaniques — comme les présentent les malades — ne résiste pas à l'analyse qui découvre les sentiments complexes auxquels ils sont liés. Ces sentiments complexes ne résultent pas des phénomènes en eux-mêmes non pathologiques (parler seul, murmurer, penser, etc.). De quoi résultent-ils, c'est ce que nous essaierons d'établir dans le chapitre suivant.

Faisons remarquer encore que la théorie de l'origine mécanique et du caractère primitif attribué à ces phénomènes les présente alors comme sans relations effectives avec la personnalité du sujet, tandis que la conception que nous défendons garantit la possibilité (même dans les états de dislocation et de désagrégation que nous étudierons) de trouver des « relations de compréhension » entre les symptômes et les tendances profondes, l'inconscient du malade. Ceci mérite une explication.

Nous avons, dans notre étude sur la notion d'automatisme, essayé de mettre en évidence que l'hiatus ainsi creusé dans la personnalité du malade ne répondait pas au trouble observé qui est toujours non pas « à fleur de peau », mais de l'ordre d'une certaine croyance, c'est-à-dire par conséquent d'une certaine relation avec sa personnalité. Sans doute, s'agit-il souvent de comédies incompréhensibles, de jeux absurdes auxquels le malade dit ne rien comprendre, mais ces jeux, cette comédie, cette incohérence sont faits *pour ou contre lui*, ils ont un *sens* qu'il ne veut pas voir tout comme il ne voit pas qu'il en est lui-même l'auteur et l'acteur. Nous considérons que les sentiments fondamentaux auxquels sont liés les phénomènes décrits sous le nom d'hallucinations psychomotrices et que les phénomènes rangés sous ce nom sont pathologiques seulement par la valeur que le sujet leur attribue et par la manière dont il en est affecté[1]. Dès lors nous nous représentons l'ensemble de ces phénomènes comme liés par leur base aux couches plus ou moins profondes de la sphère des mouvements, des conduites, des tendanees et des sentiments inconscients. C'est ce que nous verrons plus loin quand nous exprimerons cette solidarité du symptôme avec l'ensemble des autres troubles en disant que les phénomènes hallucinatoires sont « informés[2] » par le délire.

*
* *

Nous pensons que c'est ici que doivent trouver leur place les réflexions que le très beau travail de Raoul Mourgue nous a inspirées. Le point de vue auquel se place Mourgue est en effet une sorte de théorie psychomotrice de « l'hallucination vraie » Pour lui toutes les hallucinations sont psycho-motrices et, si l'on peut dire, les plus psycho-motrices ne sont pas celles qui ont été décrites cliniquement comme telles, car celles où l'attitude motrice joue le plus grand rôle sont les fameuses « hallucinations vraies ». Le travail de Mourgue vise uniquement, dit-il, les hallucinations vraies c'est-à-dire celles qui posent une image hallucinatoire *extérieure* (nous verrons plus loin si une telle définition n'est pas de nature à fausser tout le problème). Ce qu'il s'agit donc d'expliquer, c'est *l'extériorité de la fausse perception.*

Une première condition nécessaire mais insuffisante est la *dépersonnalisation.* Pour illustrer ce point, Mourgue rapporte l'histoire d'une malade qui a présenté des hallucinations psycho-motrices (elle a senti sur ses lèvres comme une puce qui la chatouille, — on

1. On ne peut que regretter de n'avoir pas en français un mot équivalent du mot allemand « Erlebnis ».

2. Reçoivent leur forme du.

lui mettait les paroles dans la bouche), de l'écho de la pensée, et des hallucinations auditives vraies. Il s'agissait d'un état aigu. Ce qui caractérisait cet état, c'est un état de dépersonnalisation (Mourgue repousse le terme de désagrégation comme inféodé à la psychologie atomiste). Il y a chez cette malade, dit-il, discontinuité de ses états psychiques. Cette dépersonnalisation s'accompagne de sentiment d'automatisme. Est-là une condition de l'hallucination auditive? Le fameux exemple de Marillier, de Noegeli, celui rapporté par Flournoy montrent également que tous ces phénomènes ne sont pas rattachés au moi. Il semble donc que la dépersonnalisation soit commune aux hallucinations et aux pseudo-hallucinations.

C'est *l'attitude motrice* qui va être une composante importante de l'hallucination vraie. A ce sujet, il rappelle dans un historique trés serré, très riche, les recherches faites depuis Gratiolet (1869) sur le rôle du mouvement dans la vie psychique. Nous avons plus haut renvoyé nous-même à ces pages très intéressantes où se trouvent résumés les principales théories et les faits importants que l'on doit aux études de Binet, Ribot, Sherrington, etc. Tous ces travaux convergent vers la même conclusion : « dans les phénomènes sensoriels et même d'une façon plus générale dans la vie psychique, il n'y a aucun processus qui ne soit doublé d'un corrélatif moteur. » Les études cliniques des hallucinés ont montré les attitudes motrices centrifuges qu'ils présentent. Mais il y a plus, il y a des mouvements naissants, des mouvements d'articulation « *qui ne se rencontrent pas uniquement chez les malades atteints d'hallucinations faussement appelées psycho-motrices* » (p. 115).

C'est ainsi que (nous l'avons rapporté plus haut) le laryngographe de Rousselot décèle des mouvements naissants au cours des pseudo-hallucinations. Il rappelle alors l'observation de Stcherbach qui est effectivement très importante. Il s'agit d'une malade épileptique jacksonienne qui éprouve dans la crise des sensations bizarres, elle est littéralement tourmentée par les représentations obsédantes des lettres K. O. H. Elle ne les entend pas, ne les voit nulle part. A certains moments elle ressent la lettre K ou H, en ressent nettement la forme comme si c'était un corps étranger. Elle éprouve le besoin de tousser et de cracher les lettres. Pendant les accès les plus intenses elle est forcée de manger les lettres. Pour illustrer ce que nous disions précédemment, notons que la malade éprouve à ce moment-là des sentiments étranges et inexprimables, que ses idées s'embrouillent, elle sent que quelque chose d'effrayant va lui arriver. Mourgue réprouve la désignation d'hallucinations littérales psycho-motrices, on ne voit pas bien pourquoi. « Nous ne pensons pas, dit-il, que ce sujet en ait présentées au sens classique du mot... en effet, la malade ne dit jamais en avoir entendu comme un son. »

Il rappelle ensuite le cas de Cramer dont nous avons parlé. Toutes ces observations seraient caractéristiques pour la démonstration du rôle de l'attitude motrice dans l'hallucination vraie. « En réalité, dit-il, tout phénomène est accompagné d'une attitude motrice, mais celle qui accompagne l'hallucination vraie est la même que celle qui accompagne la perception. »

Dans la deuxième partie de son ouvrage, Mourgue se référant aux idées de Jackson dont il donne un raccourci saisissant de vigueur et de compréhension, tente une étude neuro-biologique du phénomène hallucinatoire. Il essaie d'établir que les hallucinations sont primitivement conditionnées par une atteinte particulière du système organo-végétatif. Les observations de Head qui avaient été peu remarquées (rappelons cependant qu'il en est fait mention dans le rapport de Roy au Congrès des Aliénistes de Rennes 1905, et dans un article de Pick : Les vues de Head et leur importance en psychiatrie. *Journal de Psychologie*, mars-avril 1904) sont minutieusement rapportées et lui paraissent démonstratives. Les recherches des Jaensch sur les relations de l'eidétisme et les glandes endocrines lui fournissent de bons arguments, la théorie s'oriente vers les centres organo-végétatifs cérébraux qui peuvent être mis en branle par des facteurs humoraux. Il y a donc une action des « aires dites sensorielles » continuelle, mais, dit Mourgue, « *en un sens bien différent de la vieille théorie de Tamburini* ».

Les relations des hallucinations avec l'appareil labyrinthique contribuent à renforcer la thèse. Il cite alors l'observation de Schilder et celles de Grübaum sur la déviation des images dans le vertige. (Mourgue ne les cite pas, mais on peut rappeler les expériences anciennes de Breuer et Kreidl sur l'illusion optique pendant le vertige.)

Ici on touche à une pièce importante de l'argumentation développée par Mourgue. Le système vestibulo-labyrintique constitue un appareil structural et fonctionnel fondamental qui préside aux mouvements d'orientation. Or, « les mouvements naissants, qui accompagnent l'activité la plus différenciée des organes des sens, paraissent appartenir à la catégorie des mouvements d'orientation parce qu'ils constituent l'ébauche de l'action, réponse aux stimuli du monde extérieur par l'intermédiaire de la force propulsive de l'instinct ».

L'état hallucinatoire lui apparaît dès lors correspondre à un degré d'inhibition corticale qui réaliserait une sorte de *phénomène d'isolement* dans le sens de Munk.

Ainsi, pouvons-nous imaginer, dit Mourgue (en substance) que chez des individus sains se réalise une sorte de *dissolution locale* tandis que chez l'aliéné il y a envahissement de la sphère de la causalité par celle de l'instinct. Nous ne suivrons pas Mourgue dans le développement des approximations successives qu'il étudie, selon les idées qu'il a exprimées avec Monakow (Introduction biologique à l'étude de la Neurologie), jusqu'à sa conception si intéressante de la « causalité agglutinée », type de pensée morbide que nous appellerions volontiers délire.

Ce que nous avons voulu mettre en évidence ici en suivant le plus près possible le mouvement de l'argumentation de R. Mourgue, c'est que, parti pour donner une explication de l'hallucination vraie, il aboutit à une explication de l'hallucination considérée comme phénomène isolé. Sous le prétexte que ce qui caractérise l'hallucination vraie est l'extériorité de l'image, on en arrive à voir dans des phénomènes du genre de l'hallucination chez les sujets sains le prototype de l'hallucination, il n'y a plus ensuite qu'à se représenter ces phénomènes primitifs basaux pour croire se donner les éléments du délire. C'est contre une telle opinion qu'avec M. Claude nous avons vivement protesté.

Si en effet on veut bien voir que ce qui caractérise l'*hallucination maxima* (appelons-la ainsi plutôt que l'hallucination « vraie ») c'est *la croyance intime* (*Esquirol*) *dans la réalité de la fausse perception* et non pas le caractère d'extériorité ou de sensorialité, on conçoit alors que des phénomènes tels que ceux que M. Mourgue appelle « hallucinations vraies » sont très près des *hallucinoses*, c'est-à-dire des hallucinations *conscientes* (minima) amputées par conséquent de la substance même de l'hallucination. A ce titre, on peut dire que M. Mourgue a très heureusement substitué une théorie neurologique profonde à la théorie de l'excitation sensorielle des phénomènes hallucinosiques.

Quant en ce qui concerne les hallucinations et les pseudo-hallucinations, sa théorie destinée, dit-il, à expliquer le caractère d'extériorité porte à faux, car 1° ce qui caractérise l'hallucination c'est beaucoup plus que l'extériorité, la *réalité* de l'image hallucinatoire qui n'implique pas seulement une catégorie d'espace. Il faut reconnaître d'ailleurs que sa théorie de l'invasion de le sphère de la causalité par celle de l'instinct est fort intéressante à ce point de vue, mais dans la mesure même où elle n'aboutit plus à voir dans l'hallucination un phénomène primitif et isolé ; 2° les pseudo-hallucinations qui ne comportent pas l'extériorité sont justiciables des mêmes réflexions et de la même application des théories dynamiques (motrices) que « l'hallucination vraie ».

Si bien que nous pouvons dire que dans l'œuvre de M. Mourgue — pour si paradoxal que cela paraisse — il y a encore un atomisme psychologique camouflé dans la première partie de son œuvre (celle que nous avons exposée) qui résulte de la notion elle-même essentiellement atomistique dont il est parti en considérant l'hallucination dite vraie, définie une image extériorisée chez un individu sain, comme phénomène fondamental de toute la série délirante et hallucinatoire. — Dans sa deuxième partie (envahissement de la sphère de la causalité par celle de l'instinct) il y a une vue plus profonde et à notre sens très juste de ce qu'est l'activité hallucinatoire et pseudo-hallucinatoire, *véritable rejeton du monde de l'instinct* (Freud) ou mieux — croyons-nous — *expression d'un besoin impuissant à se satisfaire.*

*
* *

Nous venons de constater que sous ces divers aspects — et les plus imprévus — l'idée de voir dans l'hallucination psycho-motrice la base du sentiment d'influence et d'automatisme ne faisait que retourner le problème en l'engageant dans une impasse : celle qui considère l'hallucination comme un phènomène isolé et sans rapport de continuité avec la vie psychique du sujet.

CHAPITRE VII

LES CONDITIONS DES SENTIMENTS D'INFLUENCE ET D'AUTOMATISME

Nous avons essayé de montrer précédemment que l'ensemble des phénomènes qui constituent les symptômes décrits sous le nom d'hallucinations psychomotrices (phénomènes forcés et phénomènes étrangers) reposeraient sur un sentiment foncier d'influence ou d'automatisme lié à des idées délirantes complexes (action extérieure, possession, persécution, inspiration). *C'est dans la matière même de ces sentiments que se coulent ces symptômes.*

Si nous nous rapportons à ce que nous avons dit dans le premier chapitre de notre travail et en particulier à l'hypothèse fondamentale qui en constitue la trame, nous pouvons dire que ces sentiments expriment une prévalence des couches profondes de la personnalité. C'est dans la mesure, avons-nous dit, où nous parlons, pensons, agissons, c'est-à-dire que nous accomplissons un ensemble de conduites qui ont un sens, qui expriment une certaine intentionnalité, que nous accédons à cette magnifique illusion d'accomplir par nous-mêmes des actes. A la racine de cette idée d'autonomie et de liberté de la personne, il y a l'action. Cette action nous l'accomplissons en adaptation aux situations auxquelles nous sommes placés. Ces situations sont complexes, sociales, affectives, physiques et toujours notre comportement reste en harmonie avec elles. Pour cela, la série de nos actes doit présenter un double caractère, celui d'un conformisme aux idéaux sociaux, moraux, rationnels, qui disciplinent les velléités instinctives et celui de l'affirmation constante de soi, de nos sentiments, de nos tendances, de nos désirs.

Mais nous avons en nous des forces qui rendent difficile cette adaptation. D'abord cet effort constant qui est exigé de nous est limité par le poids de nos habitudes qui sont des réactions toutes faites. Ensuite nous éprouvons des sentiments, des tendances qui nous orientent malgré nous. Il y a là un antagonisme entre le moi qui agit, commande, réfléchit, s'adapte, et les parties de nous-même qui tendent à marcher toutes seules, à violenter notre « volonté ». Autrement dit, nous avons un Inconscient qui s'oppose par inertie (habitudes motrices, activité associative) ou par sollicitations plus ou moins vives de l'affirmation de soi (sphère instinctive et tendances affectives) à notre activité réfléchie, consciente et personnelle. Notre conduite interne, notre langage intérieur dès qu'il se détache des significations, c'est-à-dire de la pensée actuelle, devient formel et vide. Dès qu'il cesse d'exprimer des désirs, des sentiments qui ne sont pas « voulus » (jurons, expressions émotives) devient étranger. Tout ceci doit nous incliner à rechercher les conditions de la dissolution des fonctions psychiques telle qu'elle se manifeste par l'apparition de « sentiments » fondamentaux *dans deux directions :* dans le sens d'une dissolution conditionnée par des accidents neuro-biologiques qui augmentent le poids de ces automatismes et dans le sens d'une dissolution des fonctions psychiques sous l'influence de facteurs affectifs qui tyrannisent notre volonté.

1° *Les états de dissolution d'origine neuro-biologique, conditions des sentiments pathologiques et de l'objectivation des phénomènes psycho-moteurs.*

Nous n'éclaircirons pas ici ce point important par des exemples cliniques, nous le ferons dans un chapitre prochain. Nous voulons indiquer simplement les données générales du problème.

Il s'agit ici des cas où les « sentiments » délirants paraissent solidaires d'une chute de niveau telle que des conditions pathologiques cérébrales et biologiques peuvent les réaliser.

M. Janet[1] a montré comment ces sentiments qu'il appelle globalement d'*emprise* peuvent se présenter au cours du fléchissement de l'esprit. Il vient de consacrer aux sentiments « dans le délire de persécution » quatre articles particulièrement intéressants. Il distingue à côté des « hallucinations troubles de la perception » (qui correspondent à nos « hallucinoses ») — les hallucinations à type onirique — et, enfin, les hallucinations-délire. Elles sont caractérisées les unes par *leur extériorité relative et la certitude absolue dans leur réalité* (comme Janet, nous avons avec M. Claude fait jouer à la notion de certitude, de croyance, un rôle fondamental) et d'autres *par leur réalité sans extériorité* (hallucinations psychiques). Il manque à ces phénomènes des caractères importants de la perception (en particulier l'extériorité et leur caractère d'irruptibilité en dehors des tendances

1. Comme on le voit, contrairement à ce que l'on se figure si souvent dans les milieux psychiatriques et conformément à la conception de M. Janet, c'est dans le groupe des théories organiques des déficits fonctionnels que nous plaçons la conception de M. Janet.

du sujet). En effet, on trouve dans ces phénomènes — même présentés par le malade (illusion à laquelle il ne faut pas se prendre) comme « anidéiques », incompréhensibles, — des relations évidentes avec ses tendances profondes. Pour M. Janet toute la gamme de ces phénomènes correspond à leur place *assignée par erreur* par le malade dans la série des degrés de réalité. Au lieu de dire : « je pense aux mots vache, putain », il dit : « il y a des voix qui prononcent vache, putain », c'est-à-dire qu'au lieu d'attribuer à ce qu'il éprouve la note « pensée intérieure », il lui attribue celle « objet extérieur ». D'où vient cette erreur ? Tel est le vrai problème. (On nous permettra de souligner que c'est exactement sous cette forme que nous-mêmes, pendant que M. Janet publiait son travail, posions la question[1].)

Dans ses deux articles du *Journal de Psychologie*, Janet étudie de plus près le problème et tente de lui donner une solution en faisant intervenir le rôle des sentiments fondamentaux. Il y a foncièrement chez ces malades un *sentiment d'emprise* (c'est ce que M. Claude après Séglas, avait mis en évidence dans ses études sur le *Syndrôme d'action extérieure*) qui se trouve à la racine de tous les sentiments d'imposition, de privation (vol de la pensée), de pénétration (présence, espionnage, devinement de la pensée, écho de la pensée, commentaire des actes, sentiment de dédoublement). Mais ces sentiments d'emprise doivent être eux-mêmes analysés.

On trouve chez ces malades, comme chez les psychasthéniques un *sentiment de vide* qui provient de l'incapacité où ils sont d'accomplir des actions, de les mener jusqu'au bout. Mais pour expliquer que les phé-

1. *La croyance de l'halluciné.* (Conférence faite à l'Evolution psychiatrique en décembre 1931. *A. M. P.*, 1932.)

nomènes sont rapportés à une action extérieure (Claude), que les malades s'en trouvent « dépossédés » (Lévy-Valensi) au profit de quelqu'un — par la volonté, *l'intention de quelqu'un* — pour expliquer cette « objectivité intentionnelle », les notions de *délire primitif* (Séglas et, dit-il, peut-être Claude), de refoulement (Lautier, de Saussure, l'Ecole psychanalyste), de *dissociation*, sont insuffisantes. Toutes nos conduites (parler, agir) comportent une double action, celle d'un agent et d'un sujet. Parler, c'est parler et écouter. Commander, c'est obéir encore (c'est-à-dire surveiller l'obéissance, suivre l'exécution de l'ordre). Ce qui, lorsque nous commandons ou obéissons nous empêche de nous sentir en même temps chef et sujet, c'est le sentiment de l'effort ou de la fatigue qui n'accompagne qu'une partie de l'ensemble de l'acte commandé (que nous faisons cependant, mais avec des sentiments différents, dans ses deux parties). Dans certains sentiments, comme l'angoisse, la joie, nous avons tendance non pas à *subjectiver* ces actions, mais à les *objectiver*. Or, dans les actes sociaux, comme le don et le vol, le montrer et le cacher, nous trouvons ce caractère de dualité. Cacher quelque chose, c'est avoir pour soi une réalité différente de celle que nous offrons aux autres; c'est avoir des intentions différentes des actions. Dans les sentiments d'emprise, l'objectivation intentionnelle consiste à prêter aux autres *l'intention*, à attribuer, dans les conflits sociaux de nos actions et de nos conduites extérieures ou intérieures (écouter, parler ou cacher, montrer ou obéir, commander) le terme subjectif à une intention objective (parler, c'est alors écouter; commander, vouloir, c'est obéir; cacher, c'est montrer). On comprendra le véritable sens que Janet entend donner aux conditions de cette objectivation intentionnelle quand on saura quelle valeur a pour lui ce fait : un épileptique joue aux cartes : brusquement il pâlit, vacille et dit à son partenaire : « Comme vous devenez pâle, vous allez tomber »... et il tombe.

Si nous avons analysé ces travaux récents de M. Janet, c'est qu'ils ont un rapport direct avec le problème qui nous intéresse. La « baisse de la tension psychologique » qui peut s'exprimer par d'autres notions dissociation, désagrégation, etc.) produit en effet par le mécanisme indiqué, l'*objectivation intentionnelle* par régression vers un stade primitif du développement mental, par retour aux conduites primitives, produit en effet, comme le dit Janet, des répétitions et des énonciations verbales (analogues aux faits d'onomatomanie dont Séglas parlait dans ses premières études des phénomènes de médiumnité avec écriture automatique (obs. Ler...).

C'est au cours de ces états de fléchissement de divers types, comme nous verrons (mélancolie, schizophrénie, manie, etc.) que se produisent fréquemment des sentiments fonciers de suggestion, inspiration, influence, possession. Ils s'expriment par divers phénomènes forcés ou étrangers. Les expériences que nous poursuivons depuis déjà longtemps sur *l'intoxication mescalinique* (peyotl) nous ont montré que les sentiments d'influence et d'automatisme étaient fréquents parmi tous les troubles que l'on observe au cours de cette intoxication d'un intérêt si remarquable pour tous les problèmes psycho-pathologiques.

Un point sur lequel la théorie de M. Janet, à notre avis et conformément à l'opinion de notre Maître M. Claude, n'a peut-être pas assez insisté, c'est le type symbolique, de régression affective, que de tels états représentent.

Par l'incapacité même d'exercer la censure, il y a dans ces états des efflorescences d'affects sous forme plus ou moins symbolique. Nous avons déjà noté que la pensée par images se substitue à la pensée dirigée de telle sorte que les propos de ces malades à forme de phénomènes forcés ou étrangers sont empreints et comme chargés d'affectivité inconsciente, ce qui contribue, comme nous le verrons, à exagérer ces sentiments de mystère, d'étrangeté, d'incompréhension qui constituent « l'atmosphère psychique » de ces mentalités. Voici un exemple (Mal. Pott...). Il s'agit d'un D. P. chez lequel prédominent les hallucinations auditives, mais liées à des phénomènes psycho-moteurs. Nous donnons un extrait de son interrogatoire :

Observation Pott. — On m'a soulevé les convoitises.

On parle avec un jet. C'est un jet qu'on appelle des esprits. Les gens qui en parlent disent que c'est des esprits. Ces jets sont partout sur les bras, sur les mains, ça donne un léger souffle sur la peau. Partout... en dedans... aussi dehors. — Les jets parlent sur les doigts, sur la tête, ça traverse tout, ça me traverse moi, ça en traverse pas toutes les natures. C'est un rayon qu'on ne voit pas et qu'on sent, ça infiltre tout, tout ce qu'ils veulent infiltrer. Je les sens comme une pompe, comme si on injecte quelque chose. Je ne me sens plus le même... Je sens que je ne puis pas empêcher ce qui rentre. Ils envoient ici (montre son poignet), tenez regardez, ça entre dans la peau, ça dépend de quel fluide, ça vous énerve quoi... ça vous agace. Ça ennuie plutôt et on n'y tient pas parce qu'on se sent pris sous l'influence de quelqu'un. Les bonnes natures ne sont pas prises comme ça. Moi, je me suis abîmé étant jeune par la masturbation. Je me suis arrêté depuis que j'ai été au régiment. C'est les voix que les jets envoient qui parlent à l'intérieur du ventre. Je sens que c'est quelque chose d'audacieux qui parle malgré moi. Je l'entends par la tête, ça pénètre presque dans le haut. Ils passent le jet sur les bords des lèvres, il passe un filet de jet, ça souffle un mot « tiens, voilà pour toi », par exemple. Ils m'obligent à parler malgré moi. Je m'abstiens... mais je ne puis pas empêcher. Ça me fait grommeler. Ils essaient de parler par ma langue, mais ils ne peuvent pas parce que je ne me laisse pas posséder, je me retire. Je ne fais pas d'effort pour penser. Les pensées viennent. La voix dans le ventre vient de ceux qui me possèdent. — Ce sont des acteurs... je ne peux pas les compter. Parfois ils actionnent sans parler. Ils font toutes sortes de choses comme les démons. Ils jouent avec mes convoitises qu'on a soulevées. Des femmes... et en dehors des choses sexuelles. Je suis plutôt religieux de nature. On m'a soulevé dans mon lit. Ils font des pièces avec mes convoitises. Ils jouent avec. Je sens qu'ils ont travaillé comme ça. — *Je sens qu'ils parlent*, par un jet, à l'endroit qu'ils veulent arriver. — Ils unissent mes convoitises. C'est comme quand vous êtes un démon. Ils se forment en démons... C'est probablement les jets qui sont là. — Je ressens une action sur les mains à ce moment-là. Comme un griffon, quelque chose qui frôle... comme un souffle léger, comme si quelqu'un me parlait contre la main. — Ils me font des impressions sexuelles. Ils me touchent, ils veulent me faire toucher, mais je m'abstiens. Je sens des actions, je crois que ça vient d'eux. Ils me possèdent... dans le ventre. Les jets sont des jets de sperme souvent.

Ce malade est un jeune homme à sexualité refoulée évidente. Il semble s'être fixé homosexuellement à un cuisinier avec lequel il travaillait et qui est devenu son persécuteur. L'ensemble de ses idées délirantes, de son syndrome d'influence est profondément lié à son système de tendances érotiques : il est érotiquement possédé. — A un degré inférieur de cet état de dissolution des fonctions psychiques, les malades sont dépersonnalisés, leur langage est entièrement sous la domination d'une force qu'ils croient extérieure et qui n'est que leur propre incapacité, leur propre inertie psychique.

Au degré le plus bas, il y a une véritable mécanisation de la pensée, ce ne sont que des soliloques plus ou moins dialogués avec vague sentiment d'artifice, de jeu. Le langage n'est pas rattaché à une pensée orientée vers l'action, il reste agglutiné à des complexes affectifs ou à de vagues systèmes associés. A ce degré d'automatisme verbal il n'existe généralement plus de forme « hallucinatoire ». C'est une évolution assez remarquable et d'une grande fréquence en clinique.

Ce que nous avons essayé de mettre en évidence c'est que la dissociation des fonctions psychiques produit d'une part une des adaptations progressives du langage à une pensée dirigée et d'autre part la substitution à un mode de pensée logique, d'une activité psychique à type essentiellement « affectif » jusqu'à ne plus représenter qu'un système de signes vides de toute signification. Les sentiments d'influence et d'automatisme sont intimement liés à cette dissolution. Par là cette dissolution est la cause première de l'objectivation des phénomènes psycho-moteurs qui ne sont que des symptômes dont le contenu et la forme sont inséparablement liés dans la mesure même où les troubles de la pensée et du langage et les sentiments qui les expriment sont les deux faces du même processus.

2° *Les facteurs affectifs de dissolution fonctionnelle.*

Nous avons dans l'analyse de cette dissolution fonctionnelle rencontré une force dont nous n'avons jusqu'ici pas parlé, c'est l'inconscient affectif, c'est-à-dire l'ensemble des tendances affectives qui sous-tendent notre action, l'ensemble des désirs, des craintes, des sentiments impliqués dans une conduite. Quelle que soit la théorie que l'on adopte, on est bien obligé de tenir compte de ce fait que nous avons des mobiles, des tendances, des aspirations, des instincts. On est bien obligé de se rendre également à cette évidence que ces *affects* pèsent sur nos actions sans que nous en soyons toujours les maîtres, autrement dit que l'inconscient s'oppose toujours en quelque manière à l'activité consciente et réfléchie. Nous portons en nous le noyau le plus profond de nous-même, comme un corps étranger à nous-même. Nous ne sommes pas libres d'avoir tels ou tels sentiments, de *vaincre* nos passions, de *réprimer* nos désirs, de surmonter nos émotions, notre humeur.

Quand ces affects se développent, ils constituent (dans la passion, l'émotion) des états d'insurrection vis-à-vis de notre propre volonté. Le propre de ces états affectifs est de diriger, de polariser, de tyraniser notre action, mais ils se trouvent toujours limités ou si l'on veut *refoulés* à un certain point, soit par nous-mêmes qui arrivons à les maîtriser, soit par la « réalité » qui empêche leur expansion. Ce sont les facteurs proprement dynamiques de la personnalité.

Ces états affectifs se présentent soit comme des états d'émotion (de joie ou de tristesse), soit comme des sentiments qui tous représentent des désirs, ou des craintes. Les émotions sont par définition même des états affectifs conscients. La joie est un sentiment qui, comme l'a bien montré Janet, est lié à l'action pleine, c'est-à-dire au développement complet de nos tendances actuelles : aussi peut-on concevoir que de tels états d'élation soutenus par un affect qui, comme nous l'avons vu, est par essence une force indépendante de « la volonté » s'accompagnent de ces sentiments d'inspiration et d'enthousiasme par lesquels le sujet « sort de ses gonds », ne se possède plus. La tristesse et sa forme active l'anxiété, expriment au contraire une gêne de l'action, une réduction des tendances du sujet. Elles aussi sont des élans affectifs incoercibles, mais de plus elles témoignent d'une crainte des choses, des événements, de l'avenir. Cette crainte peut se manifester par des sentiments divers (jalousie, timidité, persécution, remords) et se traduire par des *croyances* qui expriment de tels sentiments : la possession par *le mal* sous toutes ses formes.

Le *désir*, le besoin qui ne se satisfait pas, comme dans les états de joie qui reste latente commande également des *sentiments* et des *croyances*.

Nous touchons donc ici à un mode de *croyance affective*, de croyance par besoin, par crainte, que nous croyons différente de la *croyance assertive* de P. Janet en ce sens qu'elle représente un facteur actif d'organisation de la vie psychique[1].

Ce sont, croyons-nous, ces mécanismes qui peuvent se trouver à la racine du *sentiment d'influence ou d'automatisme*.

Nous avons déjà vu dans un travail antérieur (Hallucinations et Obsessions) que des *états obsessionnels* pourraient ainsi se développer sous la forme d'une croyance délirante à forme pseudo-hallucinatoire et même hallucinatoire. Nous ne voulons pas revenir sur ce point. Nous donnons cependant ici une observation « psychanalytique » que le Dr Laforgue[2] a bien voulu nous communiquer. Il s'agit de la malade dont nous avons parlé plus haut et qui avait des impulsions verbales. On verra par cet exemple concret quel rôle paraissent jouer des complexes affectifs dans un phénomène de ce genre (Même si les interprétations psychanalytiques paraissent arbitraires, on ne peut pas voir dans ce cas de coprolalie autre chose qu'un trouble essentiellement affectif). Voici la note du Dr Laforgue :

1. Nous nous réservons de revenir sur ce point dans une étude en préparation sur la *Psychopathologie de la croyance*.

2. Nous remercions spécialement le Dr Laforgue d'avoir bien voulu nous communiquer les notes que nous publions ici.

Mme M... nous a été confiée pour le traitement d'un tic coprolalique : quand elle est seule dans une pièce, ou qu'elle travaille, elle ne peut s'empêcher de prononcer des mots orduriers (m..., par exemple) ; jamais, d'autre part, cela ne lui arrive au cours d'une conversation.

Nous savons par l'étude de ses réactions qu'elle a toujours été frigide. Elle a eu un enfant d'un ami qui, par la suite l'a abandonnée. Mariée ensuite, elle a eu un second enfant, qu'élève la mère de Mme N... N'ayant pu s'entendre avec son mari, elle est actuellement en instance de divorce.

Toute sa vie affective est d'ailleurs profondément troublée depuis sa première enfance. Au début du traitement, elle ne parlait qu'à grand'peine ; presque toute la séance se passait sans mot dire. Nous lui indiquâmes que cette difficulté pouvait venir d'une sorte d'érotisation de sa parole (La parole peut en effet devenir, pour certains êtres, une espèce d'organe ; il en résulte un comportement particulier vis-à-vis du langage : le sujet garde le silence, car parler, c'est montrer en quelque sorte un organe sexuel). Cette explication eut pour effet de délier un peu la langue de la malade.

Nous nous sommes naturellement demandé si son tic (emploi de mots grossiers), n'avait pas une signification érotique. Ses premiers rêves nous donnèrent d'abord des renseignements précieux. Elle y tenait en effet la place d'un homme vulgaire exhibant un organe énorme. Nous supposâmes donc que le tic avait une signification symbolique, et que la malade se voyait constamment dans le rôle d'un exhibitionniste devant son entourage.

En poussant l'analyse nous pûmes mieux situer le problème ; en jouant le rôle de l'homme, en adoptant des manières et une vocabulation grossière, Mme M... prend la place du père vis-à-vis de l'enfant. Elle renverse une situation (dont elle commençait à se souvenir) qui avait joué un grand rôle dans ses premières rêveries. Elle nous raconta, par exemple, qu'étant enfant, elle éprouvait irrésistiblement le désir de se représenter l'organe masculin en érection, et qu'elle recherchait constamment des cartes postales lui permettant de voir cet organe. En somme, elle évoquait toujours ce spectacle et le rattachait à l'idée de son père, dont elle se représentait l'organe en érection devant elle ou devant sa mère.

Cette situation précisée. nous comprîmes un peu mieux, dans son ensemble, la vie de la malade ; cette vie a en effet choqué continuellement ses parents, sa mère surtout, — et semblable à son tic — la faisait passer pour grossière et vulgaire. Sa mère avait conçu un chagrin profond de la première maternité de Mme M... Or l'enfant ne symbolise-t-il pas également l'organe masculin, et ne devient-il pas pour beaucoup de femmes masculinisées, l'équivalent de cet organe à l'aide duquel elles cherchent à posséder la femme, c'est-à-dire ici la mère de Mme M... ?

La prise de conscience de cette situation entraîna indiscutablement la disparition du tic après quelques exaspérations passagères. Mais Mme M... trouva moyen à la clinique de s'afficher d'une façon choquante avec une malade, de reproduire tout naturellement sa situation primitive vis-à-vis de ses parents. Il y eut donc transfert sur la clinique, ou plutôt sur le médecin-analyste, d'une situation où elle s'exhibait dans une position choquante, jouant inconsciemment le rôle de l'exhibitionniste devant l'analyste substitué à la mère. Ceci date des vacances de Pâques 1932, pendant lesquelles nous fûmes éloigné de Paris, et la malade fut renvoyée de la clinique pendant notre absence. A notre retour elle avait accepté une place à Versailles. Elle ne peut que très difficilement venir nous voir, et son traitement se trouve interrompu, à son grand dommage, car elle est assez améliorée socialement pour s'acquitter à nouveau de son travail : mais elle n'est pas guérie.

Ceillier a insisté dans de nombreux et très intéressants travaux sur les relations du sentiment d'influence et de la vie affective du sujet. Rappelons son observation : « Du besoin de réconfort au sentiment et au délire d'influence chez un psychasthénique ». Craignant d'être abandonné par une femme qu'il aime, il est en proie à une véritable détresse. Le sentiment que son amie lui est indispensable va faire place à un sentiment plus précis et de domination. Tout d'abord il a le sentiment de perte de la liberté : « J'avais l'impression, dit-il, d'agir comme un automate. » Puis, il a le sentiment d'être poussé malgré lui à faire certaines choses. Et dès lors se déroule tout un ensemble de phénomènes forcés et étrangers. — Rappelons également l'observation de Mignard, d'une amoureuse de prêtre qui voyait petit à petit sa pensée et sa parole se détacher peu à peu d'elle-même, tellement qu'elle perdit la faculté de parler d'elle-même... — Séglas a publié une observation célèbre, celle de l'amoureuse de prêtre (1922) qui constitue une importante contribution de fait à ce point de vue. — Ceillier a également insisté sur le facteur *érotomaniaque* dans le déterminisme du sentiment d'influence.

Le « Sensitive Beziehungswahn » de Kretschmer est un délire que l'on observe surtout chez les vieilles filles ou les masturbateurs. C'est un délire *réactionnel* où les situations vitales jouent le premier rôle. Il s'agit d'une disposition acquise au cours de l'évolution et liée à certains traumas affectifs déterminants. Le noyau du tableau morbide est un délire de relation à type sensitif fondé sur une base affective. On trouvera dans la thèse de Lacan qui développe un point de vue analogue une description de ce délire. Claude et Schiff ont déjà indiqué en 1928 l'importance de ces faits. La lecture des observations y fait découvrir des phénomènes d'influence et psycho-moteurs évidents.

Nous verrons ultérieurement que le caractère remarquable de ce sentiment est de s'appliquer sur les automatismes du langage et de la pensée en eux-mêmes peu ou pas altérés. C'est, comme dit Séglas, de ces cas, une interprétation des automatismes.

Mais il est un point que nous devons encore envisager. Les affects inconscients agissent mais sont souvent méconnus du sujet. On peut même dire parfois que certains ne veulent pas être reconnus. Certaines associations bizarres, certaines images, certains mots, certaines formulations verbales sont déclarés incompréhensibles, ils le sont en effet par le mécanisme même du symbolisme inconscient qui est plus ou moins direct. L'analyse parfois met de la clarté là où les malades ne voient eux-mêmes qu'obscurité et étrangeté. C'est ainsi, par exemple, que Janet a observé un jeune homme qui entendait : « collé ! collé ! ». Ce mot qu'il prononçait ainsi dans son for intérieur lui apparaissait incompréhensible : il préparait pourtant un examen ! Une de nos malades, Voi..., disait tout le long du jour : « Crédit Lyonnais. Encéphale. Séquanaise ». On ne savait pas ce que cela pouvait bien vouloir dire ; elle-même, interrogée, déclarait : je dois le dire. L'analyse nous montra que cette malade était torturée par cette idée qu'elle vivait ici à l'hôpital (clinique des maladies de l'Encéphale !) sans rien payer, alors qu'elle avait de l'argent en banque (Crédit Lyonnais et une action de la Séquanaise). Elle disait également quelque chose qui lui paraissait incompréhensible : « Mon pays c'est la vie. » Elle répétait cela tout le temps. Finalement, elle finit par comprendre qu'elle avait le désir de sortir de l'asile, que le seul moyen de revenir à la liberté, à la vie, était de retourner chez ses parents qu'elle avait dans son pays. Il y a donc des phénomènes dits anidéiques (nous renvoyons à l'excellente critique que Janet a faite de l'anidéisme des phénomènes hallucinatoires dans ses derniers articles) qui, en réalité, manifestent un *processus de neutralisation*.

Nous voyons donc que la dissolution des fonctions psychiques que représente le plan de l'erreur, de la confusion, des impressions pathologiques peut être aussi bien engendrée par des facteurs d'altération organique que par des facteurs affectifs — par cette fermentation des forces obscures que nous portons en nous et qui, constamment, menace de troubler les opérations difficiles par lesquelles nous nous maintenons en contact avec la réalité, et assurons notre propre contrôle.

*
* *

Les derniers exemples que nous avons cités montrent avec évidence que la théorie du déclanchement mécanique de mots *fortuits* ne pouvait pas s'appliquer, puisque ce que l'on trouve dans le symptôme, ce n'est pas tellement une épilepsie verbale, une convulsion verbale, qu'un mot incompréhensible et pourtant chargé de signification.

En mettant en évidence que ces phénomènes psychomoteurs sont conditionnés par un sentiment d'influence ou d'automatisme qui exprime un certain état psychique entier et global, nous avons ainsi restitué au symptôme mental ce qui fait son originalité, ce qui fait d'ailleurs, — qu'on le veuille ou non — l'originalité de la Psychiatrie, à savoir de réfléter la personnalité psychologique dont il dépend.

Quant à ces sentiments eux-mêmes, nous nous étions demandé :

1° Si le sentiment d'automatisme est produit par l'apparition de phénomènes étrangers ? Nous avons vu qu'il devait être interprété au contraire comme donnant leur sens à ces phénomènes.

2° S'il n'était pas lié comme ces phénomènes étrangers eux-mêmes à un abaissement du niveau psychique, à une dissolution des fonctions psychiques ? Nous avons vu qu'effectivement quand l'activité mentale perdait ses caractères d'adaptation, d'orientation, d'effort, l'automatisme s'emparait du sujet, mais non pas un automatisme d'actes isolés et fortuits, un automatisme qui est une régression vers une pensée de type affectif.

3° Si le sentiment d'influence provenait de l'apparition de phénomènes forcés ? Nous avons vu également que c'est le *sens* donné à de tels phénomènes qui constituait leur condition pathologique et par conséquent qu'ils étaient inconcevables sans un sentiment d'influence primordial.

4° Si le sentiment d'influence était lié à une dissolution des fonctions ? Les analyses récentes de M. Janet nous ont aidé à répondre affirmativement à cette question.

5° Si le sentiment d'automatisme peut être réduit au sentiment d'influence ? A ce point de vue il semble qu'il n'y ait qu'une différence de degré entre ces sentiments dans leur naissance au cours de la dissolution des fonctions psychiques.

6° Le sentiment d'influence et le sentiment d'automatisme peuvent-ils dépendre d'autres conditions que de la dissolution neurologique des fonctions psychiques ? L'analyse même de cette dissolution nous a montré l'importance des facteurs affectifs comme agents possibles de dissolution, elle nous a autorisés à penser que des facteurs purement affectifs pouvaient provoquer ces sentiments. Le rôle des affects dans l'objectivation des phénomènes psychiques nous a paru devoir être avancé. Le rôle des affects inconscients nous a paru rendre compte dans une grande mesure de ce que l'on peut appeler à côté de l'objectivation des phénomènes psychiques, leur *neutralisation* qui exprime l'aveuglement du sujet et non pas l'origine *mécanique* de ses erreurs.

CONCLUSIONS

Les phénomènes décrits comme hallucinations ou pseudo-hallucinations psycho-motrices constituent un ensemble de troubles psycho-verbaux [1] qu'il faut étudiér à la lumière des données de la psychologie et de la physiologie du moment. La notion d'*image kinesthésique* sur laquelle les premières études ont été basees ne résiste pas à l'analyse. C'est donc en dehors d'elle que nous devons rechercher une classification et une interprétation des faits.

C'est sur la notion d'extériorité qu'était fondée celle d'hallucination et sur celle d'objectivité psychique qu'était fondée celle de pseudo-hallucination. En réalité, toutes les deux appliquées aux phénomènes moteurs se réduisent soit à celle de phénomènes (langage ou pensée) *forcés,* soit à celle de *phénomènes étrangers* où l'articulation verbale consciente ou inconsciente joue le principale rôle. Ces deux ordres de phénomènes nous paraissent dans leurs traits généraux appartenir au domaine de ce que nous avons appelé les *pseudo-hallucinations* définies par leur *défaut d'objectivité totale* (phénomènes dits hallucinations psychiques ou phénomènes dits hallucinations

1. Nous n'avons pas parlé des hallucinations psycho-motrices verbales graphiques dont nous donnons plus loin une observation. Les faits sont les mêmes que pour les orales.

psycho-motrices). Par là, comme nous le verrons, nous préparons la distinction qui nous paraîtra capitale entre les états hallucinatoires qui expriment, comme le disait Séglas, les relations du moi avec l'extérieur, — et les états « pseudo-hallucinatoires » qui expriment un trouble du moi.

La distinction entre phénomènes forcés et phénomènes étrangers n'en répond pas moins à ce que Séglas a si bien isolé sous le nom de pseudo-hallucinations psycho-motrices verbales et d'hallucinations psycho-motrices verbales.

Cette distinction correspond à deux sentiments fondamentaux : le *sentiment d'influence* et le *sentiment d'automatisme* dont la condition pathogénique n'est pas l'apparition des symptômes eux-mêmes (mouvements, pensées, etc.), mais : 1° la dissolution des fonctions (incoordination psychique dont parlait Séglas) qui agit en particulier par la libération d'une pensée symbolique et affective telle qu'on la retrouve dans la plupart des délires de ce type ; 2° les affects qui tendent à « l'objectivation intentionnelle » (Janet) et à la *neutralisation* du langage et de la pensée.

Les phénomènes décrits sous le nom d'hallucinations psycho-motrices verbales n'étant ni primitifs, ni simples, reçoivent toute leur signification du délire dont ils sont l'expression, ET PAR DÉLIRE NOUS ENTENDONS JUSTEMENT TOUT L'ENSEMBLE DES SENTIMENTS ET DES CROYANCES DONT LES PHÉNOMÈNES PSYCHO-MOTEURS VERBAUX NE SONT POUR AINSI DIRE QUE LE REFLET.

DEUXIÈME PARTIE

AUTOMATISME VERBAL ET FORMES DÉLIRANTES

« Le délirant est un individu qui « place mal sa parole dans la hiérar- « chie de la réalité. »

P. Janet. *La force et la faiblesse psychologique*, p. 25.

Nous allons essayer maintenant en réintégrant les phénomènes psycho-moteurs dans leur « contexte » clinique de nous faire une idée des relations qu'ils soutiennent avec l'activité délirante. C'est par là, croyons-nous, qu'ils prendront leur véritable signification.

Nous allons toucher là à des problèmes difficiles et bien obscurs. Nous tenterons de pénétrer dans ce terrain mouvant en nous appuyant sur les points jusqu'ici acquis et sans grand espoir d'y apporter beaucoup de lumière. Nous ne pouvons pas avoir d'autre prétention que d'éprouver en matière si délicate les idées que nous avons soutenues jusqu'ici sans croire apporter — même de loin — des solutions ou bien neuves ou définitives. Nous chercherons surtout à nous inspirer des travaux que nous devons à tous ceux qui se sont occupés de cette question et qui nous paraissent l'avoir engagée dans une voie féconde, afin de poursuivre dans le sens qu'ils ont indiqué, leurs efforts.

Nous venons d'envisager les troubles hallucinatoires du langage intérieur (l'automatisme verbal). Il nous a semblé que de tels troubles ne prennent leur *forme pathologique*, ne deviennent des paroles étrangères ou imposées que par la signification que leur confère le délire. Qu'est *le délire?* Rien d'autre, dans son sens le plus général, que cet ensemble de « troubles de la conscience », de « sentiments pathologiques », de « croyances morbides » qui auréolent toujours des phénomènes ISOLÉS SEULEMENT PAR ABSTRACTION comme les hallucinations ou les pseudo-hallucinations verbales. C'est la frange de ces symptômes. Le délire représente une rupture de cet équilibre miraculeusement atteint seulement quand la *force* et la *tension* psychologiques sont normales. Dès que cet équilibre est rompu, tout ce qui dans la personnalité humaine est ferment d'erreurs, d'illusions et de rêve colore alors d'une lumière irréelle et étrange la substance même du moi. Les règles qui régissent l'assignation exacte de la place que chaque objet, chaque acte occupe, doit occuper dans la hiérarchie du réel, sont faussées. C'est cette *dissolution des fonctions du réel* sous ces multiples aspects que représente *l'état délirant*. Or, cette dissolution peut être amenée par des lésions cérébrales (hypertension intracranienne, encéphalite, intoxications, tumeurs, etc.). Elle peut être également le produit de facteurs affectifs clastiques.

Nous allons envisager dans les chapitres qui vont suivre quels sont les rapports qui soutiennent les phénomènes d'automatisme verbal et les divers états de délire ou de croyance délirante.

CHAPITRE PREMIER

LES PHÉNOMÈNES D'ARTICULATION VERBALE FORCÉS ET ÉTRANGERS DANS LEURS RAPPORTS AVEC LA PENSÉE ET LA CROYANCE DÉLIRANTE

Nous allons prendre quelques exemples cliniques, non point parmi les plus exceptionnels et les plus démonstratifs, mais les plus banaux.

Tous les psychiâtres en connaissent des multitudes de ce genre, nous les analyserons rapidement pour en extraire ce qui nous paraîtra essentiel.

Premier groupe de faits

A. Observation de Lydia, 25 ans. — Vie aventureuse. Tombe dans la galanterie. Abandonnée par son « protecteur ». Voyage, grossesse, avortement (1930). Quelque temps après manifestations délirantes (interprétations, propos incohérents). Coups de révolver sur son patron qu'elle accuse de lui avoir transmis la syphilis (qu'elle n'a pas). Internée avec le diagnostic de début de D. P. Dans le service, la discordance, l'incoordination psychique s'avèrent. Les troubles évoluent par poussées. Voici quels sont les propos qu'elle tient :

On m'a enlevé mes doubles. *Mes yeux clignotent des réponses*. Faites qu'on me rende ce qui m'appartient, absolument tout : 1° ma colonne vertébrale qu'on m'a échangée avec ma moelle épinière et non celle d'une autre; 2° j'ai un double qui prévoit les événements à l'avance, c'est avec ça qu'on va former un génie français ;

3° ma lumière, c'est-à-dire ce que je possède dans mon cerveau. On a guillotiné mon double. On va me laisser partir avec les 3/4 de ma lumière. Mon intelligence est très complexe, il s'agit de remettre cela dans une femme et dans un génie français. On m'a aveuglée pour me prendre mes doubles. Je n'ai pas à pénétrer mes doubles. Je me débats ainsi pour qu'on me rende mon « bayage » (*sic*), c'est ce qui fait ma personnalité. Il me faut : 1° une colonne vertébrale ; 2° ce que j'appelle mon double que j'ai dans les yeux ; 3° mes ovaires ; 4° une lumière qui comporte l'intelligence, plus un projecteur de télévision qui prévoit les événements ; 5° mon double des yeux, mémoire et bagage intellectuel. Je ne veux pas que le gouvernement fasse le service de mes doubles. On va me laisser partir avec un anus avec lequel je ne vivrai pas tellement il est dans un état..., anus et vagin font presque un tout. Il faut me changer mon anus, mon péritoine et ma vessie. J'ai été le double des docteurs. On décapite mon double, c'est moi qui vous double pour ma mère, princesse de Galles. J'ai demandé la tète du Dr X... (qui est le prince de Galles). On m'a assassinée pour ma mère, mon père, ma sœur. J'ai 9 ans, l'âge de ma mère, ses organes, le corps de ma sœur, ses sentiments. *Enfin, rien de ce qui est à moi.* C'est moi qu'on a écartelée, éventrée, qui suis morte en couches. Mes enfants sont à la clinique, je les entends m'appeler maman. Je n'ai pas d'instincts, pas de sinus. Il me faut démêler le vrai du faux. On m'a fait de l'adaptation. *On me fait développer des mots et des idées.* On m'a encastré la tête dans celle de ma mère. Il est question que je parte dédoublée. Mon double, je l'ai. C'est moi qui me divise en deux. J'ai la tête de ma sœur. *Tout ce que je dis ne vient pas de moi.* Non, je ne parle plus, je ne pense plus moi-même.

Ce qui est le plus frappant dans un tel délire, c'est le *mélange des idées.* Les associations chez cette malade se font sans direction bien marquée. Ce caractère est particulièrement remarquable dans ses écrits qui sont très nombreux, très copieux et très peu cohérents.

Ces propos représentent un ensemble d'idées qui sont exprimées comme elles sont pensées, sans cohérence. Ils ont un caractère bien particulier, la malade ne réfléchit pas pour parler, il semble que l'étape « réflexion, langage intérieur » soit supprimée, il y a une expression directe et sans contrôle de l'idée. Objectivement parlant, on peut dire comme elle le dit elle-même, que sa parole comme sa pensée, se développent, se dévident.

Cette expression directe de l'idéation qui jaillit continuellement sous forme de fabulation sans arrêt, ne représente pas un thème bien cohérent. Sans doute à l'analyse nous pourrions réduire tout le délire à une sorte de dépersonnalisation. Mais quand la malade parle ou écrit, elle exprime des séries d'idées sans lien, sans système. Il y a des retours de thème, de leitmotiv, mais il n'y a pas de thème essentiel.

Quelle idée pouvons-nous nous faire des phénomènes psycho-moteurs qu'elle présente? Elle dit que ses yeux « clignotent des réponses », que lorsqu'elle parle ce n'est pas elle qui parle, qu'on lui fait développer des mots et des pensées. Il s'agit là de « phénomènes » étrangers (voix organiques « palpébrales », hallucinations psychiques). Elle est dépossédée de sa pensée et de son langage comme elle est dépossédée de ses organes, de ses instincts, de sa personnalité. Les symptômes que nous notons, les fameux phénomènes psycho-moteurs que nous désinsérons du tableau clinique sont en continuité directe avec tout l'ensemble de la pensée délirante qui est mélange et incohérence, — qui est surtout effacement des plans du réel, de l'imaginaire, du moi, du non-moi. Chez elle il n'y a pas de limite à sa personnalité et par conséquent pas de personnalité dans la mesure où effectivement elle est incapable d'orienter sa pensée, de la maintenir dans des disciplines.

La fiction dans laquelle elle vit est embrouillée, les images, les détails concrets et dramatiques en constituent seul une trame ténue et relativement consistante (scènes de viol, d'expériences, d'accouchement, etc.).

Il faut noter qu'il s'agit d'une malade jeune et au *début de ses troubles mentaux*. Il nous paraît aussi vain de dire chez cette malade qu'un tel délire lui est fourni par voie hallucinatoire[1] que de dire que c'est par « le mécanisme » d'un des symptômes que peut s'expliquer tout le tableau clinique!

B. Observation de Rose Bourg. — C'est un délire déjà ancien, semble-t-il. On a noté en 1931 : idées de grandeur et de persécution. Depuis qu'elle est dans le service elle tient toujours à peu près les mêmes propos incohérents. Voici ce qu'elle dit :

« Je suis accaparée par des personnes qui parlent pour moi, il s'échappe des mots de ma bouche que je ne connais pas, ce n'est pas moi qui les dis. C'est un correspondant de l'ennemi, il y a quelqu'un dans ma bouche qui tient tête à l'ennemi, je suis désespérée et plus je m'en plains, plus il y en a, il n'y a pas moyen que je les renvoie, que je m'en débarrasse. Je ne sais pas comment expliquer, il sort des paroles publiques de ma bouche et je n'en comprends pas le sens, ce n'est pas moi qui les dis. Même en travaillant ça me fait parler. Quelquefois ça vous soumet des pensées, mais là encore, par exemple maintenant, je parle fort, des paroles sans fin à voix haute. Il y en a beaucoup et beaucoup qui s'en servent, des pouvoirs muets, des pouvoirs mystérieux. Pigier a espionné ainsi sans doute. Il fait surveiller ses élèves. C'est vulgaire de voir des réalisations muettes, c'est tout à fait commun, il me semble. On m'a toujours contredit comme ça. Je n'étais pas assez vicieuse pour arriver à connaître les secrets mais tout de même je veux avoir monté partout pour le premier.

1. Combien de psychiâtres encore se laissent surprendre à dire : « Ce malade à un délire parce qu'il entend des voix qui l'informent de ce délire! »

C'est comme si j'avais autour de moi de la graine d'autrui. Il n'y a que le seul pouvoir de la police judiciaire qui peut le faire. Toujours et toujours des supplices que l'on ne peut pas décrire et que l'on ne peut pas se rappeler. Parfois j'entends par moment dans le secret des mots. Les princes de la Santé m'ont tout expliqué. Il me faut parler, je dis des paroles que je ne sens même pas que je vais les dire. Je ne sens pas ce que je vais dire. Brusquement profère à voix basse : il vient de se moucher et dit, tenez ils viennent de me dire que vous vous êtes mouché. Vous voyez bien que c'est absurde ! J'ai une dose d'amnésie. Je ne comprends pas quand je lis. Je suis sans pensée, sans mémoire. Je suis un martyre. Des fois j'ai cent ans, des fois j'ai vingt ans. Je sens des attouchements... alors je suis prise... par des attouchements, c'est que je suis appréhendée (rayon mariage) je sens comme l'homme, je dois mettre la main pour empêcher que ça entre. Il n'y a rien mais c'est tout de même dangereux. J'ai dénoncé en secret comme on m'a appréhendée. C'est le secret. Alors je les ai fait condamner et punir. Les punis de la Santé. Ils ont quelque chose à se reprocher. Ils font purger des fautes et ils aggravent leur conscience. Ils purgent d'une façon qui n'est pas honorable. Ils purgent et martyrisent une personne. C'est une certaine loi. A ce moment articule : je vois que non ! — Que vient-on de me dire ? — Je ne veux pas vous le dire.

Dans ce délire nous trouvons comme dans le précédent une incohérence remarquable du langage. Les phrases se succèdent presque hachées. La pensée n'est pas orientée. Là aussi nous trouvons ce manque de réflexion tout à fait frappant. La malade dévide tout ce qui lui vient à l'esprit sans le contrôler. Elle ne sait pas ce qu'elle va dire. Même quand elle devrait dans son for intérieur dire « Tiens il se mouche », elle le dit à voix basse, ce qui constitue son premier trouble. Nous pouvons à ce point de vue ramener l'ensemble des troubles psycho-moteurs verbaux à deux plans. Il y a toute une catégorie de phénomènes qui constituent une sorte d'incoercibilité du langage. Les mots coulent, c'est le phénomène dont nous parlons plus haut, l'incapacité de parler tout bas, de réfléchir. Incapacité dont elle se rend compte en disant : Je suis sans pensée, sans mémoire, car le principe de la pensée, de la mémoire est le *secret*, comme dit Janet. Il y en a une deuxième catégorie constituée par la croyance que ses pensées sont formulées par quelqu'un d'étranger. Les paroles qui s'échappent de sa bouche lui sont même incompréhensibles, mais ce n'est pas le seul phénomène qui lui paraît mystérieux, ily a le secret des mots, il y a un mystère sur tout. Elle n'est pas assez vicieuse pour connaître les secrets. Elle ressent des impressions et pourtant elle n'a pas de désirs. Elle a parfois vingt ans... parfois cent ans... On le voit ici aussi les troubles psycho-moteurs ne représentent qu'un aspect du trouble profond de l'activité psychique.

Sans doute pourrait-on dire qu'il y a chez cette malade un mentisme mécanique, des néoformations parasites, mais quelle preuve peut-on donner à une telle manière de voir? Ce qui nous est offert par l'analyse, *c'est une incapacité de réfléchir, d'ordonner, de penser avec efficacité*, tout le reste est surajouté. Cette incapacité se traduit par le sentiment dont nous avons longuement parlé, celui d'automatisme et parfois celui d'influence. Ce qui domine en effet dans ce cas comme dans le premier, c'est l'importance plus grande des phénomènes étrangers et l'importance moindre des phénomènes forcés. Il y a parasitisme de l'activité psychique, mais ce parasitisme exprime l'incoordination psychique elle-même.

Notons ici aussi, à un degré plus développé, des abulations délirantes, des fictions plus ou moins riches comme des bribes romancées (l'histoire des punis de la Santé, la surveillance de Pigier). Mais là non plus il ne s'agit pas d'une véritable construction délirante. Il y a des images de situation concrète du type de cette activité imaginative qui se substitue toujours aux défaillances de la pensée réfléchie et pratique. C'est la délectation dans le roman, dans l'histoire, le récit qui reparaît quand sombre ou fléchit l'adaptation à la réalité et à l'action effective.

C. Observation de Mme Rob..., 39 ans. — Cette malade est entrée dans la maladie en 1928 et a présenté à ce moment-là des bouffées aiguës qui l'ont faite considérer pendant longtemps comme une maniaque dépressive. Son comportement à la suite de ces divers épisodes devient bizarre. Elle était par moments « comme poussée » à dire des mots bizarres « Sosthène! Sosthène! » par exemple quand elle se réveillait le matin. Nous l'avons vue à cette période, elle disait, « c'est une maladie, c'est idiot ». Il semblait à ce moment qu'il s'agissait d'une obsession-impulsion en rapport avec un accès mélancolique antérieur.

Depuis lors s'est installé un état d'incoordination psychique de plus en plus accusé. Actuellement elle est en plein « délire ».

« Il y a l'avant et l'arrière. J'ai été à l'arrière avec Mlles X... et Y... Les arrières sont allés à l'Opéra. Il y a eu une danseuse pour l'arrière pour alimenter la scène. Le lieutenant Sosthène de Pisé à Reims, j'en ai entendu parler. Il y a des blocs qui vous renseignent. Le paquet de dépôt a été mis dans le public. Tout sera mis au Mont-de-Piété. Ce sont les transmissions de T. S. F. En ce moment nous inscrivons beaucoup. J'ai repéré moi-même en écoutant. Le jour où mon mari m'a dit « continue! » j'ai été sauvée. En ce moment je reçois des transmissions. Sosthène a fini le 15 mars 1930. Depuis ça transmet continuellement. Elle s'approche du barreau de son lit et le prend : « tenez, voilà, on va me causer. Allo! Allo! comme un téléphone. J'entends comme une communication spirituelle du haut clergé en conversation naturelle. Je répète et pourquoi répéter, perroquet. Ça ne vient pas de moi,

Il y a des téléphones qui parlent et je chante. Ici (elle montre sa gorge) il y a 6 glottes superposées. C'est pour quand je veux chanter. Quelquefois ça chante malgré moi. Tenez, par exemple, (elle se met à chanter). Si j'ai le foie congestionné, s'il est gonflé, je le fais chanter pour se dégonfler. Tenez (elle appuie sur l'hypocondre droit) voilà (elle chante). Si on veut mettre la communication avec le foie, l'intestin, la vessie, les sens, il suffit d'y penser. Tenez, si je pense au sens de l'homme je le fais chanter, ceux de mon mari par exemple. Il suffit que je pense à une chose et ça chante. Le cerveau chante aussi. J'ai deux cerveaux que je fais chanter. Tenez (elle chante sur un ton aigu puis sur un ton grave). Il y a là les encéphaliens. Ils viennent du côté de l'Alaska. Ils ont des cicatrices. Il y a les lésionnés, ce sont des comprimés. On ne les empêche pas de souffrir. Il y a l'aine, le cœur. Je suis hébétée par mes professeurs, les Drs X..., Y..., etc. Ils sont mélangé par l'empâtement neurologique. Tenez, je transmets un message : « Le Dr X... témoigne que Mme Rob... dit la vérité. C'est un demi-quart de femme. » Tout est déformé par des fils. Je suis filée. Il faudrait que je sois neurologiste fermée. Je voudrais bien être empâtée pour pouvoir me reposer.

Il est impossible de la faire réfléchir, de fixer son attention, de suite elle « déraille ». Elle n'a aucune réaction affective à l'égard de tous ces phénomènes. Cet état dure maintenant depuis deux ans.

Cette observation nous montre encore un état d'incoordination psychique, de véritable anarchie psychique. Ici aussi, l'enchaînement des idées est profondément troublé. Il y a des digressions, des coq-à-l'âne. Le premier trait qui nous frappe est également l'impossibilité où se trouve cette malade d'avoir un langage intérieur. Tout s'extériorise. Cette richesse, cette diversité, nous sommes frappés de les voir à l'extérieur. Pour l'observateur il y a un bouillonnement d'images et d'idées qui ne devraient pas franchir la conduite interne de la malade, le trouble pour lui réside dans cette expression en mots et même en actes. La malade, elle, n'est pas frappée par cette « extériorisation », pour elle tous ces mots, tous ces mouvements, toutes ces idées qu'elle exprime sont prononcées, formulées ou écrites par des « encéphaliens », des « professeurs » qui sont en elle. Son activité psychique discontinue, parcellaire, embrouille le jeu auquel elle se livre manifestement (tenez, Docteur, je presse sur mon foie et il chante, etc.), tout cela ne vient pas d'elle mais d'étrangers qui l'habitent, qui entrent et sortent d'elle, la visitent, la pénètrent, etc. Peut-être pourrons-nous nous demander si l'erreur des médecins n'est pas souvent celle de la malade elle-même ? Supposons, en effet, que ces mots, ces idées ne viennent pas de la personnalité (plus ou moins troublée, foncièrement troublée même) de la malade, mais de quelque démon lésionnel qui créerait d'un doigt fortuit *mais intelligent* des mots et des phrases dans l'élaboration desquels le sujet n'aurait aucune part, — n'est-ce pas dire avec le malade, « ça transmet continuellement... ça ne vient pas de moi » ? Et l'observation en infligeant aux dires de la malade le plus fragrant démenti quand nous voyons ces communications, ces voix, ces chants du foie, du cœur, des sens suivre docilement ses caprices, n'inflige-t-elle pas le même démenti à la théorie mécanique ?

*
* *

Si nous essayons de tirer les caractères généraux de ces premiers faits que nous venons de rapporter et d'analyser sommairement, nous voyons que dans de tels états nous avons affaire à des *délires dans le sens le plus ancien du mot*, c'est-à-dire des états de troubles importants de la pensée. Ces troubles se manifestent par *l'incohérence* (idéation discontinue, mélangée, néologismes, tournures syntaxiques paradoxales) et par l'incapacité où sont ces *malades d'avoir un langage intérieur* (nous dirions volontiers que ces malades ont de l'*exophasie*[1]. Les troubles psycho-moteurs que l'on y rencontre sont surtout des troubles que nous avons rangés sous le nom de *phénomènes étrangers*. Ils apparaissent intimement liés à la *pensée délirante*, c'est-à-dire à l'ensemble des troubles (dont le *sentiment d'automatisme* est l'expression) que nous avons définis par *l'incohérence et l'exophasie*.

DEUXIÈME GROUPE DE FAITS

A. OBSERVATION DE Mme RIFF, 45 ans. — Développement normal. Caractère très doux. Trois enfants bien portants. Mariée avec un bossu.

Après la guerre, changement de caractère. Elle devient acariâtre. Hostilité du monde extérieur. Animosité à l'égard de son mari. Elle constitue un délire à type érotomaniaque dont l'objet était le professeur J... de la Faculté de Médecine. Elle fut internée en raison de l'activité de son délire une première fois en 1926 pendant un an. Son mari mourut en 1928.

Réinternée en 1930 (idées délirantes polymorphes à thème érotomaniaque).

« Son vrai mari est son amant le professeur J... Il la prend la nuit. Le Dr F... est l'amant de sa fille et d'accord avec elle pour lui faire jouer un rôle odieux. Elle est possédée la nuit par plusieurs personnages.

« Il me fait rappeler tout. Il me fait rappeler tout ce que j'avais fait. Je ne sais pas si toute seule je m'en serais rappelé car j'avais l'esprit annihilé. Ce ne sont pas des voix du dehors ni dans la tête, c'est dans la

1. Cette *exophasie* aboutit comme nous le verrons plus loin en véritable monologue (Séglas), séquelle fréquente des états que nous étudions ici (cf. le chapitre suivant).

secrète. Depuis l'âge de neuf ans je le faisais sans le savoir. Je puis attraper une personne par les yeux et alors je fais le rêve. On peut attraper toute la tête et attirer. Parfois il y a dédoublement, parfois quelqu'un qui me fait dire. Il y en a qui me fluident des grossièretés et des obscénités. Je ne m'en rends pas compte sur le coup, je dis une grossièreté. Ce n'est pas moi, je n'ai pas l'habitude de dire des grossièretés. C'est au cœur que le dédoublement se fait sur le côté. Je balaye immédiatement et ça disparaît car je suis toujours capable de me débarrasser de tout ça. Je chasse le dédoublement. Tout le monde en a, quand je veux je me dédouble et je me transporte ailleurs. Je ne suis qu'une seule personne mais le dédoublement s'en va. On est encombré par des dédoublements étrangers. On ne peut pas retenir les grossièretés qui vous sont imposées. On dit des paroles qu'on n'aime pas sortir, ou n'a pas l'habitude. C'est justement ça ! ça cause assez souvent. Quand on voit comme une insulte on n'entend rien du tout, ce sont des dédoublements de fluides qui font dire des choses épouvantables. Je n'ai jamais eu de voix, je ne sais même pas ce que c'est. Parfois on appuie pour vous envoyer des pensées. On a l'idée et on sent quelque chose qui appuie. *Je ressens cette impression qui me pénètre toute.* Je comprends très bien comme on me le disait verbalement. C'est toujours *lui* qui me les transmet. J'ai le dédoublement fluide du professeur J... dans la tête. Ce n'est que depuis peu de temps que j'ai été obligée de parler. Je puis converser avec beaucoup de gens en bas ou fort. Il suffit de se les représenter élus. Je puis chercher par le rêve et je puis trouver la personne avec qui je veux causer et on cause ainsi.

Le fait à retenir ici, c'est que la pensée n'est pas enlevée : « Jamais sans ça je ne me serais rappelé de beaucoup de choses ». Ce qui se passe dans la secrète, ce sont des phénomènes d'*intellection.* Il y a des quantités de pensées qui viennent, qui appuient. C'est une sorte de *tonification* générale de la pensée, c'est une impression qui la pénètre toute. Les phénomènes ne sont pas tellement considérés comme étrangers que comme des inspirations. Elle reçoit des pensées, malheureusement elle reçoit aussi des gros mots, des grossièretés, des obscénités qu'elle dit malgré elle. C'est son amant, le médecin qui est en communication avec elle, qui la possède complètement et continuellement. C'est lui qui lui donne le pouvoir de communiquer par dédoublement.

Notons que cette malade ne présente pas le tableau de l'incoordination psychique. Elle délire depuis de longues années, mais on n'observe rien de comparable à l'*incohérence* et à l'*exophasie* de nos malades précédentes. On pourrait même dire que chez elle le langage intérieurest très fort, qu'il y a, comme a dit Séglas, *hyperendophasie*.

Les phénomènes psycho-moteurs que nous trouvons ici sont beaucoup plus nettement de l'ordre des phénomènes forcés qu'étrangers. Il s'agit dans ce cas moins de voix intérieures que de *transmission de pensées*, c'est-à-dire de pensées, pensées par la malade, mais venues d'une autre personne qui les pense pour elle. Les élocutions imposées, les impulsions verbales y abondent.

Ce que nous trouvons au fond de tout le tableau clinique, c'est une *croyance fondamentale délirante*, celle d'être possédée par l'objet de l'érotomanie. A cette croyance délirante désirée, attendue par la malade est lié un *sentiment d'influence* qui comble son désir. Qu'est alors l'hyperendophasie ? Elle est le sentiment d'influence réfléchi, dans un acte de conscience *immédiat* (caractère souligné par Séglas et non pas discursif) sur le propre automatisme de la malade. Nous avons suffisamment insisté au début de ce travail sur la matière que nous trouvons constamment en nous toute prête à nourrir le sentiment d'influence, à s'y couler pour former les phénomènes forcés dont nous venons de parler.

B. OBSERVATION DE Mme LESB... — (Cette malade de la clinique a été présentée par MM. Lévy-Valensi et Picard.)

Développement normal. Propension mythomaniaque. Depuis l'âge de dix-huit ans, rêveries, fréquentation de tireuses de cartes. Elle désirait devenir étoile de cinéma. Dès 1922, modification du caractère. Elle devient « bigote », prières interminables. En décembre 1926, elle commence à s'occuper de spiritisme. Elle a acheté une table, dite la table d'Antinéa, a fait elle-même du spiritisme. Elle se met à invoquer les esprits qui lui ordonnent de prier. Peu après s'installe un délire de *possession démoniaque*. Dans le service elle est assez calme mais dès qu'on lui parle elle s'agite. *C'est le démon qui la possède qui parle par sa bouche.* Il dit « la femme qui est là sent combien elle est ridicule. C'est une femme qui a toute sa lucidité et dont j'ai pris la voix. Je la fais parler mentalement. Un jour chez elle, elle a chanté machinalement un cantique. Le 7 septembre je lui ai fait faire tous les rôles de Rudolf Valentino. Elle ne peut plus faire un mouvement *inhibée*. Elle voudrait parler mais elle ne peut pas. C'est moi qui parle par sa bouche... Je la fais agir comme une automate et voici ce qu'elle écrit : « Vous désirez savoir, docteur, l'étrange histoire de cette femme, je vous le répète encore une fois, elle est un automate ». Dans la suite, la possession a disparu et cette malade est sortie en février 1929. Nous n'avons plus eu de ses nouvelles.

Le tableau clinique réalisé par cette malade est remarquablement simple et intéressant. Tout se borne à une sorte de substitution à la personne de la malade, du démon. C'est un délire de démonomanie interne tout à fait pur. « J'emprunte, dit le diable, la voix de ma victime. » Ce n'est pas une voix étrangère qui se substitue à la voix de la malade, elle n'appartient plus à Mme Lesb..., elle appartient au diable. Tous les mouvements qu'elle fait viennent de lui, tous les mouvements qu'elle ne fait pas sont arrêtés par lui. Elle est une automate dont il tire les ficelles. Tous ces phénomènes ont le caractère que nous avons reconnu aux actes forcés, celui de ne pas apparaître comme des corps étrangers (voix étrangères, pensées étrangères, etc.), mais comme l'activité propre *mue par une force extérieure.* A ce titre les phénomènes offerts par cette malade sont du type des phénomènes forcés.

Chez cette malade il n'y a aucune atténuation notable de la pensée : il y a encore cette *croyance fondamentale délirante* en une possession que la métaphysique spiritiste a probablement beaucoup contribué à établir chez une femme présentant des traits de pithiatisme.

C. Observation de Mlle Tru..., 29 ans. Entrée en mai 1926. — Idées de possession. Sensations d'influence. On lui a jeté un sort. Elle sent en elle un homme ou une femme ou un animal qui la saisit parfois à la gorge et l'oblige à faire ce qu'il veut. C'est lui qui pense en elle, qui mange en elle. (Certificat d'internement.)

Très rapidement les phénomènes se sont amendés et voici ce qu'elle dit :

« Je sentais une contrainte en moi. Il y avait une surveillance qui s'exerçait. Je ne pouvais pas faire ce que je voulais. Des chansons me venaient, des idées comme si j'avais été fiancée. J'entendais une voix dans la tête « Yvonne, je vous aime ! ». Je sentais que ça s'appelait être épiloguée. Les pensées qui me venaient contrariaient les idées des personnes avec qui je parlais. Dans moi il y avait comme quelqu'un qui parlait du cœur. Ça avait l'air d'un jeune homme très bien. C'est comme s'il avait été en moi. *On m'obligeait à lui causer mentalement.* Sortie en liberté trois mois après.

Dans ce cas le délire est très simple également. C'est un délire de possession dont le mécanisme affectif est évident. Il laissait intactes *présentement* les fonctions intellectuelles de la malade. « *On l'obligeait à lui causer mentalement.* » Il s'agissait donc également ici de *phénomènes forcés* solidaires du sentiment d'influence. Ce que nous avons dit de l'hyperendophasie et de la collaboration qu'elle exigeait de la part du sentiment d'influence et des automatismes idéiques en eux-mêmes non altérés, nous paraît s'appliquer parfaitement à ce cas. D'ailleurs dès que le sentiment d'influence a cessé, le *caractère forcé* de son langage intérieur a disparu.

*
* *

Ce qui caractérise ce groupe de faits, c'est :

1° Que les malades ne présentent pas de troubles importants de la pensée ;

2° Que le *délire* prend chez eux une signification un peu différente : celle d'une *croyance délirante* en relation plus ou moins étroite et évidente avec les affects du sujet. Les phénomènes psycho-moteurs verbaux qu'on y rencontre consistent surtout en *phénomènes forcés*. Le langage intérieur forcé y prend la valeur de ce que Séglas a appelé l'hyperendophasie, c'est-à-dire le sentiment immédiat d'un langage intérieur incoercible (sentiment d'influence).

La Pensée délirante et la Croyance délirante.

Nous venons de voir par nos exemples que les symptômes dont nous nous occupons dans cette étude se rencontraient dans des conditions assez diverses et même sous une forme assez différente. Que sont donc ces états, ces arrière-fonds sur lesquels les phénomènes psycho-moteurs verbaux se détachent ?

Disons de suite que nous n'avons pas en vue ici une question nosographique et qu'il nous importe peu pour le moment de dire, ce sont des délires du type démence précoce, paranoïa, hystérie, d'imagination, etc.

Ce que nous pouvons dire en toute certitude, c'est que dans la première catégorie de faits, les phénomènes psycho-moteurs à type principalement de phénomènes étrangers (hallucinations psycho-motrices verbales dans le sens le plus strict du mot) se rencontrent au sein d'un désordre de l'esprit qui constitue un *état de délire* avec troubles importants de la pensée (incohérence et exophasie).

Dans le deuxième groupe de faits nous avons vu, ces phénomènes psycho-moteurs du type principalement de phénomènes forcés, que Séglas a appelé, nous semble-t-il l'hyperendophasie, les pseudo-hallucinations verbales, s'intégrer à un état de lucidité et de cohérence remarquables et exprimer une *croyance délirante*.

Que vaut et que signifie une telle distinction ? Tout délire n'est-il pas une croyance délirante ?

M. Janet a très bien montré que le délire exigeait une condition particulière de la croyance : elle doit devenir *asseritive*, c'est-à-dire que l'esprit adhère à l'idée, au mot formulé sans critique et sans examen. Nous trouvons bien quelque chose de semblable dans nos cas d'*état délirant*, il y a désorganisation de la pensée, sentiment d'automatisme. Tout ce qui subsiste d'activité psychique, le langage qui comporte, nous l'avons noté dès les premières pages de ce travail, un ferment de dissociation, de dualité se présente à la conscience du sujet comme étranger à son propre moi, lui-même anéanti, détruit. Dès lors toutes les propositions formulées, toutes les phrases, toutes les images que nous avons rencontrées dans ces états consistent en autant de croyances fausses, d'erreurs, de délires. — Dans le deuxième cas la croyance n'est *asseritive* que dans la mesure où l'est une conviction passionnelle. Ce qu'il y a d'essentiel, croyons-nous, dans cet ordre de faits (dans l'érotomanie, la croyance dans la possession diabolique, dans la possession masculine), c'est un affect plus ou moins conscient qui entraîne un certain ordre de croyances (Les conditions de ces affects nous n'avons pas à les envisager ici, il nous suffit pour l'instant d'opposer ces deux types de délire).

Il nous semble donc que sous le même nom de délire ou de croyance asseritive on range deux ordres de phénomènes assez différents. Peut-être méritent-ils le nom que nous leur donnons ici, pour la simple commodité de notre exposé, d'*état délirant* et de *croyance délirante*.

Nous allons voir que dans l'évolution d'un délire ces deux états psychopathiques peuvent se rencontrer et présenter même des rapports particulièrement intéressants.

Nous devons encore, avant de terminer ce chapitre, montrer la solidarité des idées auxquelles nous ont conduit l'analyse des faits avec l'opinion exprimée par Chaslin et déjà antérieurement par Lélut et par Falret entre autres.

J. Falret, en 1864, émettait cette opinion que : « La fréquence de l'hallucination de l'ouïe dans la folie, tient aux liaisons étroites de la pensée et de son expression par la parole... On conçoit, en effet que, vivement préoccupé de ses idées, le malade les formule dans sa tête par des paroles. »

Chaslin, en 1890, écrivait : « Nous pensons que l'on peut dire avec Lélut que l'hallucination est l'idée délirante elle-même devenue sensation... Nous croyons que dans certaines formes d'aliénation il ne peut y avoir d'hallucinations au début qu'en tant que l'idée délirante antérieure à l'hallucination contient une image qui pourra à un moment donné se transformer dans la sensation même. Nous avons vu de plus qu'il y avait deux conditions : « la croyance et l'attention » (Cotard). On peut dire que toute l'œuvre de Séglas se résume en la phrase que nous avons mise en épigraphe de la première partie de ce travail . « L'hallucination ne doit pas être purement considérée comme un « délire des sensations ». Elle revêt toutes les allures d'un véritable délire, dans le sens le plus général du mot. » Son élève, Lucien Cotard, a soutenu des idées analogues dans son étude « sur les sentiments d'automatisme dans la genèse de certains états délirants ».

D'autres auteurs ont étudié les relations du délire et des phénomènes hallucinatoires. Rappelons l'opinion classique de Magnan qui ne les séparait pas, mais nous devons signaler particulièrement Masselon et Blondel qui ont soutenu la thèse de Noephème, comme dit Quercy. Peut-être ont-ils été amenés à dissoudre ainsi un peu trop le caractère « sensoriel » des phénomènes hallucinatoires tel que les malades le présentent. Pour ce qui est des « hallucinations psychomotrices verbales » notre point de vue se rapproche beaucoup du leur en ce qui concerne l' « information » des automatismes verbaux par la *croyance délirante*.

De Greef, dans de remarquables articles parus en 1928, s'est également occupé de la question : il a plus spécialement envisagé les relations qui unissent l'hallucination et le rêve, c'est-à-dire les *états délirants*. En mettant l'accent sur le caractère essentiel de la *croyance* hallucinatoire, il est amené à développer des idées très proches de celles de M. Janet sur la croyance asseritive.

On peut voir par le court « historique » qui précède et qui est tout à fait rudimentaire (nous ne parlons pas ici des auteurs étrangers), que beaucoup de psychiâtres ont admis la solidarité de l'hallucination et du délire ; c'est à cette conclusion également qu'aboutit le bel exposé que Georges Dumas a fait de la question dans son premier *Traité de Psychologie.*

CHAPITRE II

L'ÉVOLUTION DES DÉLIRES ET LES PHÉNOMÈNES PSYCHO-MOTEURS LE MONOLOGUE L'ATTITUDE D'OBJECTIVATION

« Il faut bien distinguer, disait Baillarger (cité par Séglas, en 1914) les hallucinations véritables liées à un état plus aigu des fausses hallucinations de l'état chronique où ces fausses hallucinations entrent pour une grande proportion. »

De même, Lugaro a pu écrire en 1903 (cité également par Séglas) : « Dans les états chroniques avec délire de persécution variés et complexes, qui sont considérés généralement comme richement hallucinés, les hallucinations sont beaucoup plus rares qu'on ne croit. »

Dans le travail fait avec Barat en 1913, Séglas a insisté sur les modes d'évolution des processus hallucinatoires. Il y a deux modes de terminaison fréquents des délires. Les uns, constitués surtout par des pseudo-hallucinations verbales psycho-motrices se prolongent par des phases de pure hyperendophasie. Les autres constitués par des hallucinations psycho-motrices verbales se prolongent par deux attitudes fixées, celle du monologue et celle de l'attitude hallucinatoire. Notons qu'il ne s'agit là que des délires psycho-moteurs, des influencés et qu'ils ont bien soin d'en séparer le délire « à base » d'hallucinations auditives verbales (c'est-à-dire dont les hallucinations de ce type sont le symptôme le plus remarquable) « qui se borne à objectiver l'automatisme dans le monde extérieur et n'intéresse la personnalité que dans ses rapports avec l'extérieur, c'est-à-dire les données de la connaissance plutôt que le moi intime ».

Dans sa fameuse conférence du 30 mars 1914, Séglas déclare qu'en dehors des délires épisodiques et curables en rapport avec la mélancolie ou la psychasthénie, « il existe des cas beaucoup plus nombreux où « l'hallucination psychique sous des formes diverses[1] « constitue l'un des éléments principaux de ces délires « systématisés chroniques, d'emblée ou à la suite « des rémissions, qui appartiennent au groupe des « délires dits paranoïdes et dont la formule monotone « est celle de l'influence directe (sans intermédiaire « sensoriel) de la domination et de la possession. » Il ajoute : « Chez les délirants paranoïdes, bien sou- « vent délirants sous la formule de l'idée d'influence, « l'automatisme psychique a des destinées diverses. « Tantôt il se systématise à mesure qu'il s'accentue et « réalise ainsi une sorte de dédoublement très parti- « culier, qui se manifeste au maximum dans les formes « que j'ai essayé d'isoler et de décrire sous le nom de « délire de possession. Tantôt au contraire, l'incoor- « dination psychique ne fait que s'accentuer de plus « en plus et là il n'est point sans intérêt à notre point « de vue particulier de suivre ses progrès dans la fonc- « tion du langage. Nous voyons alors que notre hallu- « cination psychique tantôt primitive, tantôt consécu- « tive à des hallucinations verbales vraies, aboutir

1. Notons que pour Séglas les hallucinations psychiques sont ou des pseudo-hallucinations type Kandensky (représentations vives) ou des phénomènes psycho-moteurs (pseudo-hallucinations motrices verbales ou phénomènes forcés de l'ordre de l'hyperendophasie).

« par des procédés que j'ai signalés avec M. Barat à « un nouveau symptôme, le *Monologue* qui en raison « même de son caractère d'automatisme moteur « implique une atteinte plus grave, un degré plus pro- » fond d'insuffisance de la synthèse psychique. Avec « le *Monologue* nous arrivons vite à un symptôme très « curieux, étudié dans sa thèse par mon élève regretté « le Dr Lucien Cotard, le Psittacisme, langage « dépourvu de signification expresse et distincte et « marquant ainsi comme le divorce du langage et de « la pensée.

« Progressivement à travers les stéréotypies ver- « bales, les néologismes, nous aboutirons au dernier « terme de la série que représente la salade de « mots. »

Nous avons cité tout au long ce dernier passage de l'œuvre du Maître qui depuis s'est enfermé dans le silence. Pour nous il marque, il doit marquer l'histoire de la pathologie des délires et des hallucinations. C'est que pour la première fois et avec une rare vigueur, Séglas et Barat soulignent l'écart qui sépare un comportement délirant et hallucinatoire de sa condition première. Le tableau clinique reste celui de « l'hallucination » et il n'y a que monologue et « attitude hallucinatoire ».

Les *états de délire* dont nous avons parlé peuvent se prolonger dans un délire systématisé de possession (type *croyance délirante* avec phénomènes forcés et sentiment d'influence) ou dans une série de propos de plus en plus stéréotypés et incohérents, monologues, psittacisme et salades de mots (type état délirant avec phénomènes étrangers), où l'attitude hallucinatoire en impose pour de véritables hallucinations.

C'est ce schéma général que nous allons garder, en attribuant tout le mérite aux auteurs que nous venons de citer.

Il nous paraît devoir être complété et précisé. C'est ce que nous allons faire à l'aide d'exemples cliniques.

Observation de Madeleine Lau..., 42 ans. — Normale jusqu'à Pâques 1929. A ce moment elle devient inquiète, concentrée. Le matin elle entendait une voix qui l'avertissait qu'on allait l'empoisonner. Elle entendait causer tout le temps. On l'accusait d'avoir des rapports avec les chiens et avec les femmes. Elle demande qu'on lui enlève ces chiens qu'elle a dans le ventre. Elle présente à ce moment des hallucinations psycho-motrices verbales sous forme de phénomènes étrangers. Elle murmure malgré elle (dialogues parlés). C'est un murmure dans la tête. On m'a endormie.

Pendant longtemps cette malade a présenté des signes de discordance et d'inadaptation.

Petit à petit le délire s'est modifié en ce sens que l'incoordination psychique a été moins nette malgré les apparences (nous verrons pourquoi).

Actuellement cette malade se présente assez correctement. On ne tarde pas à s'apercevoir que le langage qu'elle présente n'est pas le sien, c'est celui de Dieu-Sainte-Anne *qui est en elle.* Mais ce langage n'est pas « automatique », il est au contraire créé, inventé pour donner l'impression que ce n'est pas elle qui parle. On sent l'effort constant et souvent bien maladroit pour se tenir à la hauteur de cette inspiration divine.

Elle écoute et répond :

— Je réponds à tous les souffles.

— ...

— Oui en face le ciel...

— ...

— Doit parler pour tempérer Dieu-Sainte-Anne...

— ...

— Et attention par là vous savez. Le ciel guide. Et Dieu-Sainte-Anne fait partie...

— ... (quelques mouvements des lèvres).

— Oui... A part Dieu-Sainte-Anne !

— Oui, mais pas péché pour cela.

Ces propos sont assez hésitants. Elle donne moins l'impression d'écouter dans les intervalles que de préparer ses réponses.

— Dieu-Sainte-Anne...

— *Voulez-vous m'écouter ?*

— Non, je ne dois pas écouter.

— J'ai Dieu-Anne, Ancien et Ancienne.

— Oui, je dois dire ces mots. On a sali mon cœur, ma chair.

— *Les chiens ?*

— Dieu-Anne n'a pas fait l'acte avec.

— *Dieu-Anne, c'est vous ?* lui demande-t-on.

— Oui, c'est moi. J'ai bien assez souffert. Tout et tout voulant passer à mon nom et faisant tout inouï. Ego tu commencement trop bien pour répondre... également ça pas poli. Je dois répondre à tout parler et toute la langue. Je dois m'en aller.

— *Dieu-Anne parle par l'esprit ?* (Demande).

— Oui, j'ai mon souffle.

— Dieu-Sainte-Anne doit pas faire partie du démon. Ecrire des mots pas pour faire du tort.

— *Allez-vous mieux ?* (Demande).

— Résurrection... Ah ! prononce le mot « C », ne devais pas le prononcer.

— *C'est vous qui parlez ?* (Demande).

— Oui voix Dieu-Sainte-Anne.

— *Vous êtes Mlle Lau... ?* (Demande).

— Oui, on porte ce nom. Je suis Dieu-Sainte-Anne. Résurrection. Je suis venue avec mon esprit. Je parle par écho. Pas répondre parce que le savoir très bien. Non Dieu-Sainte-Anne causera jamais ainsi. Ici à genoux, entre parenthèse. Mettez-vous à genoux devant moi, non pas devant, trop mal agi et à genoux devant Dieu-Sainte-Anne. Ici à genoux. Voulez-vous avoir raison toi et toutes...

— *On vous envoie des pensées qui ne viennent pas de vous ?* (Demande).

— Des mensonges. On m'accuse assez de vous parler ainsi par écho... maux... sales, veulent me faire passer pour avoir agi mal. Corps Dieu-Sainte-Anne. Déesse sali. On me salit tout ce qu'on peut. Question jalousie parce qu'elle avait trop.

— *Qui salit-on Mlle Lau... ou Dieu-Sainte-Anne ?* (Demande).

— Dieu-Sainte-Anne... Je ne dois pas répéter tout le temps le même mot.

Au milieu de tout ce fatras de paroles, elle finit par dire ou elle est et à quelle date nous sommes. Elle donne l'impression pendant tout l'examen de « faire l'incohérente ». Par moments on surprend des paroles bien adaptées qui sont tout de suite réprimées.

Nous pensons que ce cas représente un type *d'attitude mentale à type glosso-maniaque* où la forme « hallucinatoire » (demandes et réponses) constitue une sorte de jeu. Nous avons déjà vu quelque chose d'analogue chez Mme Rob. Le symptôme est un peu différent des phénomènes forcés ou des phénomènes étrangers : dans cet état il y a surtout *un élément de jeu qui emprunte ces éléments et sa forme à la période aiguë qui a inauguré ces troubles*. L'évolution de la maladie qui s'est effectuée sous nos yeux ne nous permet pas d'autre interprétation.

Observation de Mme Duf... — Nous ne pouvons que résumer une observation très volumineuse.

Cette malade est depuis huit ans dans le service. Elle délire depuis fort longtemps. Elle a été internée pendant un mois en 1911. En 1924, les troubles se sont aggravés et elle est entrée en plein délire hallucinatoire avec phénomènes psycho-moteurs.

Elle se plaignait que la personne qui s'introduisait dans son enveloppe à la faveur de la torpeur de son esprit y faisait des extravagances. La personne qui était au premier plan commandait aux muscles, aux mains, la faisait déshabiller. On lui retirait ses pensées. On agissait sur un lobe de son cerveau à l'aiguille pour lui faire penser à des choses qu'elle ne voulait pas. Pour penser à quelque chose, elle y arrivait mal à cause des volontés étrangères qui agissaient sur les autres parties de son cerveau.

Depuis plusieurs années, les phénomènes d'influence, les transmissions de pensées, les hallucinations psychomotrices se sont tout à fait effacés. Elle présente un ensemble d'idées délirantes fantastiques. Nous ne pouvons mieux faire que de donner un extrait d'un interrogatoire sténographié.

Q. — Combien avez-vous d'enfants ?

R. — Je n'en ai pas connu par la méthode. Puis on les a retirés de mon bassin pendant mon sommeil.

Q. — Où sont-ils ?

R. — On en a pris soin, les parents qui les avaient déposés en ont pris soin. Néanmoins quand on a voulu ajouter une épreuve à la suite de celles que j'avais endurées, quand on a voulu que les petits enfants viennent ici avant ma sortie pour y souffrir aussi, ces pauvres petits. Toujours j'ai apporté satisfaction aux obsessionnistes.

Q. — Où sont-ils vos petits enfants ?

R. — Ils sont dans le jardin et vous pouvez les voir en vous piquant au bicarbonate ou au jus d'oseille.

Q. — Au jus d'oseille ?

R. — Mais oui, toutes les cuisinières font cuire de l'oseille avec de l'eau et du sel. Cela ne fait pas de mal du tout et c'est inoffensif, et vous verrez les enfants qui sont dans la cour.

Q. — Je paierai bien pour voir !

R. — Il y a des petites seringues, eh ! bien ce sont de ces seringues-là qu'on se sert, mais je peux, si vous voulez, vous faire cuire tout de suite quatre ou cinq feuilles d'oseille ou de mélisse, c'est pareil, et vous les verrez, pour peu qu'on me prête un peu de sel, vous les verrez, vous avez l'air de croire que je me fais des idées, mais si vous voulez les voir vous n'avez qu'à faire ce que je vous dis. Je les aurais pris dans mes bras si je les avais vus. Je suis allée les chercher aux cellules, des deux côtés de l'avenue de troënes, je sais qu'ils sont là, je sais, j'en ai la conviction intime, je veux leur donner le (mot incompréhensible) je vais le demander pour qu'ils le reçoivent, mais je ne les vois pas, Monsieur, je ne leur porte pas parce que je n'ai rien à leur porter.

Q. — Et vous avez beaucoup écrit pour réclamer votre sortie ?

R. — J'ai écrit beaucoup justement, mais je me suis rappelée que j'avais pris un engagement, celui de rester cinq ans, alors quand j'ai su que vous ne... qu'on ne m'oubliait pas et que je sortirais sûrement le 2 août...

Q. — Alors vous êtes contente ?

R. — Eh ! oui, Monsieur, je suis bien contente. On me donnera une tunique de ma vingt et unième année, et une enveloppe de chair et d'os comme celle-ci, mais de l'époque où je n'avais que vingt et un an parce qu'on appelle rétrofacteur ceux qui reproduisent des enveloppes à la ressemblance rigoureuse des sujets pris pour modèles ; de même qu'un tailleur refait un habit sur les mesures et avec le tissu découpe formellement la forme et la silhouette de l'habit qui lui est prêté comme modèle. On peut donc faire de la rétrofaction. C'est ce que fait un tailleur quand on lui confie un vêtement et le tissu semblable, si bien que mes compagnes ont fait recopier des tuniques que j'avais à la vingt et unième année ou en faisaient faire une petite provision, et en agissant ainsi pour être maternelles, elles se disaient préparer plusieurs existences, alors que dans une tunique en date de ma vingt et unième année, ou tout au moins cotée sur celles qui restaient en magasin comme modèles, comme les nouvelles elles restaient au magasin de rétrofactions et le rétrofacteur en répète des spécimens d'après les commandes qu'il reçoit et puis d'après les sommes qui sont payées, il nous les vend déjà bien cher : 6 francs. Alors, dans une viande rajeunie, je pourrai donner l'enseignement aux deux petits enfants que les bons messires m'ont gardés ; leur enseigner à lire, à écrire et à compter, et les notions, ils redescendaient à terre parce qu'ils ne connaissaient rien par eux-mêmes, on les a fait parler absurdement de leur papa et de leur maman, voilà ce qui leur est arrivé ; je les sauve d'un pareil malheur, il ne leur en arrivera pas un second, si c'est moi qui leur enseigne à lire.

Q. — Vous étiez donc institutrice ? Vous devez savoir bien calculer ?

R. — Oui Monsieur.

Q. – Combien coûteraient 100 œufs à 36 sous la douzaine ?

R. — Un œuf coûte 3 sous, 100 œufs coûteraient 100 fois 15 centimes, c'est-à-dire 15 francs,

Q. — Parlez-nous du Traité de Nimègue ?

R. — Le traité de Nimègue met fin à la guerre de Hollande, il est un des plus glorieux que la France ait signé. Il nous donnait la Flandre au Nord et les territoires qui confinent au Rhin ; d'ailleurs la Rhénanie touchait déjà la France, nous avions l'Alsace qui était déjà confirmée puisqu'elle nous a été cédée par le traité de Westphalie en 1748.

Q. — Où Louis XIV s'est-il marié ?

R. — Ah ! Monsieur, vous allez me surprendre parce que Don Luis de Haro qui dirigeait les négociations était juste à Bayonne. Ah ! mais oui, le mariage eut lieu à Bayonne. Voilà pourquoi on n'en parle pas à propos des mariages célèbres de Paris.

Q. — Quelles sont les dates de Clovis ?

R. — 487 à 511.

Q. — Bien, nous tâcherons de vous faire sortir pour le 2 août.

R. — Vous seriez bien bon, je vous remercie.

Dans l'ensemble, ce qui frappe chez cette malade, c'est l'intégrité très remarquable du fond mental et le délire fantastique (à type paraphrénique) qu'elle présente.

Les phénomènes psycho-moteurs ont disparu actuellement. Cependant la malade qui fabule devant nous d'une façon très riche et incompréhensible, nous dit de temps en temps : « Je le sais par influence ». Il semble qu'il ne s'agisse là que d'une sorte de formule justificative du délire. Elle construit perpétuellement un ensemble d'idées délirantes et elle les attribue à une force étrangère. *Tandis qu'au début elle se plai-*

gnait des symptômes psycho-moteurs, maintenant c'est du contenu du délire qu'elle se plaint : « Attention ! les piliers de sustentation du firmament vont s'écrouler. Il faut aviser les autorités. » Les symptômes ont disparu comme tels avec le sentiment d'influence et d'automatisme qui les sous-tendent. Tout se passe, nous semble-t-il, chez cette malade comme si la *pensée délirante* avait persisté seulement sous la forme d'un *ensemble de croyances absurdes*, d'une activité imaginative troublée mais sans substrat d'incoordination psychique (car la pensée de cette malade dans ses fonctions élémentaires n'est pas troublée) et sans sentiment d'automatisme. Il ne persiste que le *contenu du délire* et aussi l'*attitude justificatrice d'objectivation*.

Cette attitude d'objectivation nous a paru être une sorte de disculpation du caractère absurde du délire. Toutes les informations qu'elle donne trouvent leur garantie et leur justification dans cette proposition « on me le dit ». Nous allons souligner à la fin de ce chapitre l'importance des faits de ce genre.

Nos deux observations montrent un état délirant complexe qui finit par se résoudre d'un côté dans une sorte de jeu avec croyance vague dans une transformation de la personnalité (glossomanie), — de l'autre en un délire complexe où le contenu a fini par absorber la forme « hallucinatoire » du délire.

Dans l'un et l'autre cas, les phénomènes psycho-moteurs se sont dissous jusqu'à n'être que de vagues monologues ou attitudes d'objectivation.

La malade de notre première observation paraît évoluer vers un état d'incohérence verbale de plus en plus marquée telle que la salade de mots, *la schizophasie* (Bleuler) en sont les types les plus connus. Notre deuxième malade paraît, elle, devoir se fixer dans un délire fantastique. Nous devons dire à ce sujet que depuis trois ou quatre ans elle ne varie guère.

Nous rapporterons maintenant l'observation qu'avec M. Lévy-Valensi nous avons publiée sous le nom de « Délire spirite. Ecriture automatique » (*Ann. Médico-Psychol.*, juillet 1931). Il s'agissait d'une malade pour laquelle nous pensions que s'était installé initialement un état hypnoïde avec sentiments d'influence très violents, à la suite duquel s'était développé un délire à thème essentiellement spirite.

Voici comment nous résumions le tableau clinique qu'elle présentait :

1° Actuellement, la malade s'est dépossédée de toute une partie de son activité. Elle a perdu la spontanéité de la plupart de ses actes. On lui fait penser ceci, on lui fait faire cela. Les pensées qui lui viennent à l'esprit ne viennent pas d'elle, mais lui sont suggérées. Remarquons tout de suite qu'il ne s'agit pas seulement d'elle. Tout ce qui pour elle représente le Bien, l'Honnête et qui est incarné surtout par la France, est infesté par les entreprises d'esprits qui, eux, font le Mal. Les fautes politiques de la France, celles en particulier, dit-elle, de nos députés, sont dues aux esprits du Sacre allemand et autrichien qui dirigent leur cerveau. « Les Esprits sont toujours responsables dans les actes de folie ou de volonté des hommes. » Tout ce qui est immoral, les crimes, la prostitution (la sexualité, au fond) est dû aux esprits.

« Je pense à certains crimes que des hommes ou des « femmes ont commis et qui sont jugés avec sévérité par « la loi, et je le dis ici devant tous, c'est commettre la « plus grave des injustices lorsqu'un malheureux agit « ainsi sous le coup d'une suggestion d'âmes coquines. « Ce sont les esprits qui débauchent les épouses fran- « çaises et qui poussent les hommes au vice. Elle-même, « notre pauvre malade, moi qui suis d'un tempérament

« froid, je constate dans certains moments que je suis « pas dans mon état naturel. Je suis obsédée par une « idée que j'appellerai hystérique, état contraire à ma « nature molle, mais j'insiste en disant que je ne suis « poussée à l'extrême. Je vis seule, mon mari ne rentre « que tous les deux mois. J'ai des désirs continuels. »

Ainsi le délire apparaît sous cet aspect d'une vaste disculpation du Mal dont elle-même, ni ses amis, ni son pays ne sont responsables. Il y a dépossession des actes et des pensées pour les rejeter sur une influence extérieure à la personnalité. Cette projection hors de la synthèse du moi des éléments de la vie mentale nous paraît très considérable, car le délire hallucinatoire se révèle comme essentiellement et primordialement mû par une interprétation foncière et constante dans le sens de la dépossession de tous les phénomènes de l'automatisme mental et moteur que nous éprouvons tous (idéations brusques, discours intérieurs, imagination, « inspiration »).

Le point le plus singulier et le plus remarquable de cette dépropriation est la façon dont *son* « inspiration » est interprétée par elle comme exogène. C'est ce qu'elle appelle son *écriture automatique*[1]. Au début, dit-elle, « c'était très difficile ; je me mis à travailler le « soir dans le plus grand calme, seule et là ne pensant « à rien, le bras légèrement soulevé au-dessus de la « table, je ne posais que la pointe de la plume sur le « papier et je laissais la main tracer sur le papier. Je « ne regardais jamais le papier lorsque ma main « remuait pour écrire.

« Je me dédoublais très simplement, je restais neutre. Je suis arrivée à écrire très lisiblement au bout

1. Nous ne traitons pas dans ce travail des phénomènes d'hallucinations psycho-motrices graphiques, d'écriture automatique.

« de six semaines. » En effet, l'écriture ici n'a pas été d'abord *semi-mécanique* pour devenir *mécanique*. Elle a d'abord été « mécanique » en ce sens que la malade n'y participait qu'inconsciemment, tandis que dans la suite et maintenant, elle écrit « d'un jet en même temps qu'elle pense » ou plutôt « qu'on la fait penser ».

Cette interprétation fondamentale favorisée par une attitude continuelle d'*expectation délirante*, se trouve bien mise en lumière dans ce passage où la malade se revanche par anticipation des accusations que les psychiâtres porteront contre elle, de prendre ses propres pensées pour celles des esprits. « L'homme écrit-elle à plusieurs reprises, ne sait pas distinguer les pensées qu'il prend. Bien des fois, celui qui entend la voix de son esprit ne croit pas que ce soit l'esprit qui parle et si l'homme sent en lui des moments d'angoisse, d'énervement, le contrariant dans un acte qu'il fait ou encore s'il prend en lui des réflexions soudaines, brusques, le détournant de l'idée qui l'occupe à l'instant même, *sa voix* ou *son idée* lui transmettent bien la phrase reçue dans son cerveau et cette réflexion ou cette pensée qu'il croit sienne n'est autre que celle de l'esprit... Lorsqu'un homme dit en lui-même : Ah ! que tu t'y prends mal », *cette réflexion qu'il croit sienne, n'est autre que celle de son esprit*.

Il y a donc pour elle *dans ce qu'elle éprouve* identité complète entre les lapsus, les idéations brusques, la conversation intérieure, etc., et les phénomènes qu'elle décrit comme de nature exogène. Ce qu'il y a donc de pathologique chez elle, soulignons-le encore une fois, ce n'est pas l'apparition de phénomènes parasites particuliers, c'est *la dépossession délirante de phénomènes banaux*.

Le corollaire, pourrait-on dire, de cette dépossession, c'est *l'attribution à une présence et à une action étrangères*.

Nous nous trouvons ici en présence d'un troisième type de reliquat de délire. Il ressemble étrangement à ce que nous avons décrit comme caractéristique des états de croyance délirante, avec sentiment d'influence et hyperendophasie.

Nous rejoignons ainsi ce que disait Séglas en indiquant que : 1° certains *états délirants* aboutissaient à une sorte de délire systématisé de possession (type : notre dernière observation Mme M...). C'est à ce cas qu'il faisait déjà allusion dans l'article avec Barat comme se résolvant en des phénomènes hyperendophasiques ; 2° certains (ex. Madeleine) se prolongent dans une sorte de monologue plus ou moins incohérent (où selon nous le jeu glossomaniaque joue un rôle important) ; 3° d'autres (ex. Mme Duf. où il existe une « habitude mentale spéciale, véritable stéréotypie de langage et de pensée s'exprimant sous la même formule que l'hallucination ») se fixent dans ce que nous appellerions volontiers *l'attitude d'objectivation* qui s'applique à une forme de pensée absurde de type paraphrénique sans altération notable des fonctions psychiques élémentaires.

On voit que nous complétons (et que nous déformons légèrement) la pensée de Séglas en attirant particulièrement l'attention sur ces reliquats qui se caractérisent par une *attitude d'objectivation du délire*.

Si nous voulons maintenant voir quelles relations existent entre ces divers types évolutifs (délire de possession, forme de monologue et d'incohérence verbale, forme délirante avec attitude d'objectivation) et les états que nous avons appelés *l'état délirant* (pensée délirante) et la *croyance délirante*, nous pouvons dire :

1° *Le délire de possession ou d'influence secondaire à un état délirant* se caractérise principalement comme le délire de possession ou d'influence lié au développement d'une *croyance délirante* (facteur affectif prépondérant) par les symptômes forcés à forme hyperendophasique. Il se distingue dans sa période secondaire (pseudo-hallucinatoire de Séglas : hyperendophasique) de la première en ce que dans celle-ci il existait un ensemble de troubles psychiques complexes et particulièrement des phénomènes étrangers. (Notre malade à cette époque présentait des phénomènes d'écriture mécanique qui sont devenus ensuite de l'écriture inspirée) ;

2° *Le délire à forme de monologue et d'incohérence verbale* se distingue de la forme de délire avec incoordination psychique et sentiment d'automatisme par l'absence de ce sentiment qui, nous l'avons vu, fonde les symptômes psycho-moteurs. Dès que ce sentiment disparaît, le malade n'a que le masque de l'influencé ;

3° *Le délire avec attitude d'objectivation délirante* se distingue également de la phase initiale par la disparition du sentiment d'automatisme et par la disparition de l'incoordination psychique. Ces malades gardent le masque de l'influencé comme les précédents, mais leur activité psychique reste étrangement conservée.

Telles sont, croyons-nous, les évolutions possibles des phénomènes psycho-moteurs. Une pareille évolution montre une fois de plus qu'ils reposent essentiellement sur les sentiments d'automatisme et d'influence.

Le sentiment d'automatisme disparaît-il, le délire devient une pure stéréotypie, un jeu verbal (psittacisme, schizophrénie). Dans ces cas l'incoordination psychique s'aggrave et c'est peut-on dire dans la mesure où elle s'aggrave que le sentiment d'automatisme disparaît (car il suppose une certaine notion de la personnalité). S'il disparaît en même temps que l'incoordination, il laisse après lui une sorte d'élan, de vis a tergo, d'attitude d'objectivation des reliquats souvent actifs du délire.

Enfin un sentiment d'influence avec phénomènes forcés (particulièrement hyperendophasie) peut se substituer à lui.

CHAPITRE III

LES TYPES CLINIQUES DE DÉLIRE AVEC PHÉNOMÈNES PSYCHO-MOTEURS

(*Délires d'influence, de dépersonnalisation et de possession. Syndrome d'action extérieure.*)

I. — Les délires chroniques

C'est sous le nom général de délires d'influences que l'on désigne les délires où l'on observe les sentiments d'influence et d'automatisme. En réalité, le *syndrome d'influence* caractérisé par la formule générale : on me fait penser, agir, parler, n'est pas le seul délire avec troubles psycho-moteurs. Il y a également le *syndrome de possession* dont la formule est : il y a quelqu'un, un être vivant ou spirituel en moi, et le *syndrome de dépersonnalisation* dont la formule est : mon corps, mon esprit ne sont plus à moi.

Il est facile de voir que ces trois syndromes sont très voisins et que les phénomènes psycho-moteurs qu'on y rencontre (phénomènes forcés et étrangers) s'y trouvent en proportions diverses.

Nous pensons que cette classification des délires par leur formule générale, par leur thème, risque de nous faire faire des distinctions peu intéressantes car il y a trop de chevauchements de tableaux cliniques dus à ce fait que le même thème peut correspondre à des mécanismes d'une évolution différente.

La classification par le mécanisme est généralement bien illusoire car les divers mécanismes (hallucination, interprétation, imagination) se trouvent le plus souvent associés dans le même tableau clinique.

Nous avons essayé jusqu'ici de fonder les types cliniques qui ont servi à notre argumentation selon la *structure générale* des troubles (fond mental, type de pensée, évolution des tableaux cliniques). Nous allons essayer de poursuivre cet effort et particulièrement dans un domaine plein d'embûches et de difficultés : les délires chroniques. Pourtant si nous voulons que notre tentative ait une valeur dans l'étude clinique des malades dont elle est partie, nous devons tenter, en fonction des analyses que nous avons faites, un groupement symptomatique des délires.

Pour donner quelque clarté à l'exposé des quelques observations que nous allons encore donner, nous allons tout de suite dire où l'étude des troubles délirants et hallucinatoires nous a mené. Une telle tentative serait bien prétentieuse si elle s'offrait comme nouvelle ! Nous pensons au contraire que la meilleure garantie que l'on se trouve dans le bon chemin est de s'y trouver en bonne compagnie : aussi n'est-ce pas seulement à la clinique mais aussi à la tradition que nous avons demandé un guide.

La distinction capitale introduite par Séglas entre les délirants persécutés type Lassègue-Falret et les délirants psycho-moteurs influencés nous a paru la condition nécessaire à toute tentative de groupement.

Disons encore que le groupe de la démence paranoïde de Kraepelin nous apparaît comme à tous les cliniciens une réalité de tous les jours dont la description — et ici nous serions moins orthodoxes ! — nous paraît répondre très exactement et presque point par point à la description clinique de la schizophrénie de Bleuler.

Le groupe des paraphrénies que Kraepelin a rangé

d'abord dans la démence précoce, puis en a banni[1], nous paraît également correspondre à une entité clinique incontestable (nous pensons qu'il se confond avec le groupe des psychoses paranoïdes de notre Maître Mr Claude).

Les exemples cliniques du *syndrome d'action extérieure* tel qu'il a été défini par Claude dans quelques articles et surtout dans son enseignement oral sont trop présents à nos yeux pour que nous doutions de son importance.

Au contraire, le groupe généralement appelé *Psychose hallucinatoire* ne nous paraît avoir de valeur et d'existence que dans la mesure où l'on croit que l'hallucination est un phénomène simple, primitif, positif, qui déclanche le délire. Comme nous ne saurions admettre un tel point de vue, les faits cliniques connus sous ce nom (puisqu'un tel cadre nosographique ne peut pas, à notre avis, être établi, « basé » sur une notion pathogénique aussi fausse) ne se présentent à notre observation que comme des faits qui peuvent se répartir à peu près tous sous les diverses rubriques que nous venons d'énumérer.

1° *Type démence paranoïde* (*schizophrénie*).

Nous en avons déjà cité plusieurs exemples dans cette étude. Il s'agit dans ces cas d'un *état de délire* avec incoordination psychique, troubles des associations, exophasie, sentiments d'influence, de possession et surtout de dépersonnalisation. La pensée se dégrade, les images dramatiques concrètes, scéniques n'y sont pas rares. Le symbolisme sexuel y est souvent très évident. Tout le tableau de la *pensée autistique* (que si on n'a jamais lu l'ouvrage de Bleuler, on peut

1. « Tout en les bannissant, sans les bannir tout à fait. »

se représenter comme une simple rêverie !) s'adapte admirablement à ce type clinique. L'évolution vers la désagrégation schizophrénique, c'est-à-dire vers un état de discordance complète avec incohérence verbale, schizophasie est la règle dans les cas typiques. Les délires de ce genre où l'on observe surtout des phénomènes étrangers et ensuite des monologues, des dialogues parlés, des stéréotypies verbales, etc., sont tellement communs et fréquents que nous ne pouvons songer, pour ne pas allonger trop ce travail, à en donner de nouveaux exemples (cf. les cas de Pot..., Lydia, Mme Rob..., etc.). Georges Dumas a signalé la parenté de la « psychose hallucinatoire chronique » avec les formes paranoïdes de la démence précoce, « dont elle est aussi voisine qu'elle est loin, dit-il, de la paranoïa ».

2° *Type psychose paranoïde (paraphrénie).*

Ces états délirants nous paraissent en nous conformant aux descriptions de Kraepelin et à la clinique correspondre à des délires foncièrement absurdes et paralogiques qui contrastent avec l'intégrité du fond mental. Nous pensons que ce sont des évolutions anormales de la dislocation schizophrénique. L'exemple que nous avons donné de Mme Duf... est à notre sens typique. Ces délires représentent au maximum à notre sens ces états d'attitude d'objectivation justificatrice du délire. Attitude qui ne s'accompagne d'aucun sentiment d'influence ou d'automatisme. Ces malades fabulent, construisent, imaginent et ce n'est que lorsqu'on leur demande ou tout à fait épisodiquement qu'ils disent « On m'envoie des messages. Ce sont des communications ». Seulement on retrouve chez ces malades une ou plusieurs périodes où le processus schizophrénique s'est installé sous forme de bouffées hallucinatoires et délirantes. Certains mêmes de ces délires s'alimentent dans l'activité onirique nocturne.

3° *Type délire d'influence ou de possession de Séglas.*

Ici nous entrons dans des descriptions cliniques plus fines et qui nécessiteront des exemples. Séglas a bien décrit plusieurs types de délires d'influence. Certains (l'amoureuse de prêtre par exemple) entrent plutôt dans ce que Claude a appelé le syndrome d'action extérieure et les délires d'influence type Ceillier. Aussi, pour la clarté de cet exposé, rangerons-nous sous le nom de Séglas ces délires dont il dit qu'ils « *se systématisent à mesure qu'ils s'accentuent et réalisent ainsi un dédoublement très particulier qui se manifeste au maximum dans les formes que j'ai essayé d'isoler et de décrire sous le nom de délire de possession* ». Quand on se rapporte aux observations-types de Séglas (par ex. in *Archives de Neurologie* 1893; in *Ann. Méd. Psycho*. 1894; dans les *Leçons cliniques*) on voit que pour Séglas ce délire de possession est secondaire à une première phase. Dans son *Mémoire* de 1894 il indique bien qu'il y a deux périodes, l'une où il s'agit d'un délire de persécution complexe (complexe symptomatique) avec hallucinations visuelles, l'autre où le délire de possession (dont le délire d'influence ne serait qu'un degré moindre) s'installe. Voici deux observations qui nous paraissent illustrer ce type clinique.

Mar..., 54 ans. — Diabète. Asthénie. Ennuis. Change de logement. Elle croyait avoir des bêtes dans les cheveux. Un jour, sensation de mort imminente. A été complètement déformée. Courants d'air, grands vents qui soufflent. Elle entend des bêtes marcher vers elle. On dirait un pas d'ours. Elle voyait ces bêtes.

Dans la nuit elle se sent possédée par une bête, un homme ou Satan. Elle sentait son museau sur le front. On la guide. On l'empêche de travailler. Elle est sous la domination de quelqu'un. On lui donne des ordres « Quand je passe sous l'horloge il me semble qu'on me dit par la pensée, regarde l'heure. » Sensations voluptueuses. En se réveillant, elle doit dire des obscénités, etc. *Syndrome de possession consécutif à un épisode aigu.*

Rey..., 44 ans. — Début en octobre 1929. Des voix s'intéressent à elle. On l'accuse, on la persécute. La nuit on l'incendie de désirs. Hallucinations visuelles épisodiques. *Après cet épisode, elle est possédée par le démon.* On lui fait des examens de conscience. A essayé de se faire exorciser. Elle est suggestionnée, etc. Délire d'influence secondaire.

Comme on le voit, le délire de possession prend sa racine dans ces *états de délire* dont nous avons parlé et il s'installe ensuite produisant l'ensemble de phénomènes forcés ou même étrangers (« hallucinations » psychiques et psycho-motrices).

Nous avous dit que la malade spirite, Mme M..., paraissait entrer dans cette catégorie de cas.

Nous croyons que l'individualité clinique de ces délires leur vient de la phase aiguë qui les inaugure et qui laisse ensuite une attitude d'objectivation très remarquable. Bien des « bouffées délirantes » devraient entrer dans cette catégorie. Il s'agit là, croyons-nous d'un type d'évolution très remarquable[1] et analogue à ce qui se passe après certains états oniriques ou oniroïdes qui laissent après eux des croyances délirantes qui affectent souvent cette forme *pseudo-hallucinatoire* (hallucinations psychiques et psycho-mo-

1. C'est encore une illustration de cette loi de *l'écart organo-clinique* (dont nous parlions p. 22). Ici l'écart est encore plus net, il se déploie dans le temps : *Après que les conditions organiques ont disparu certains troubles psychiques persistent.*

trices). Comme nous l'avons souligné dans notre dernier travail avec M. Claude sur les états oniriques et les délires au cours de l'encéphalite léthargique (1933).

4° *Type délire d'action extérieure de Claude.*

Ici le délire est progressif. La *rumination mentale* est vive et longue. Les facteurs affectifs sont au premier plan. Ceillier a publié plusieurs observations déjà signalées de malades de ce genre. En voici un typique.

Mlle Lar..., 44 ans. — « J'ai connu le Dr M... quand il est venu soigner mon fils atteint d'encéphalique épidémique.

« Au début, j'ai remarqué que je pensais au docteur beaucoup plus que je n'avais l'intention d'y penser — j'y pensais tout le temps malgré moi — tout d'un coup, sans préambule, je disais « Oh ! comme je lui dois une grande reconnaissance ». Si je parlais à des amis, tout de suite je parlais de lui, mais ce n'était pas au début un sentiment d'amour, j'avais seulement pour lui un sentiment de reconnaissance, plus cela a été et plus j'ai pensé à lui, et cela malgré moi ; puis au bout de quelque temps je me suis aperçue que je devenais bizarre. J'avais des brouillards devant les yeux, je me sentais étourdie, drôle, j'étais obligée de me coucher et à ce moment je me touchais, d'une façon très douce, comme une caresse, ce que je ne faisais jamais auparavant et tout cela en pensant toujours au Dr M... ; cela m'a paru très étrange et je me demandais si c'était de la maladie hystérie, ou si c'était dû à l'influence du Dr M... qui envahissait totalement ma pensée. J'ai eu la preuve que c'était le Dr M... qui agissait une nuit ; j'ai été réveillée à 3 heures du matin, j'ai été envahie par un brouillard, je me suis levée, j'ai été à une fenêtre, je me suis recouchée et j'ai entendu dans mon cerveau : « inutile de vous dérober, il faut m'obéir, je suis le Dr M... ». J'ai entendu cela comme une pensée, sans son, sans forme, sans précision. J'ai ressenti il y a trois ans les mêmes sensations génitales, très agréables, toujours très doucement. Sensations de rapport sexuel qui ont été en se perfectionnant progressivement. Ces sensations me venaient seulement la nuit, ou me réveillaient pendant la nuit. Ce n'est qu'au bout de quelques mois que j'ai appris la nuit que ces sensations étaient dues au Dr M...

Au début, je l'estimais, mais je ne l'aimais pas ; je pense que lui-même ne m'aimait pas et je crois que c'est parce qu'il s'est pris à son propre jeu et que c'est parce que lui et moi avons trouvé ces sensations agréables (qu'à mon avis au début il ne faisait que pour expérimentation) que nous nous sommes aimés; actuellement notre passé réciproque est au-dessus des passions normales.

Un autre jour, elle dit :

« Le Dr M... m'a prise en tout honneur comme sujet d'hypnose, il y a trois mois : il m'a travaillée progressivement pour correspondre à distance avec moi ; à l'heure actuelle je crois que c'est le Dr C... qui correspond avec moi, depuis mars 1927, époque où j'ai été pendant dix jours en traitement chez le Dr D... A présent je suis le sujet de deux médecins, le Dr M... et le professeur C..., du moins je le pense car je vois sa physionomie et j'entends ses inflexions de voix.

« Je suis hypnotisée à distance — *hallucinations psychiques* — conversations dans la tête, conversations par la pensée « je n'entends pas les voix, je reconnais les inflexions de voix » ; conversations souvent amoureuses, conseils, promesses — *phénomènes psycho-moteurs* « je sais où je ne veux pas aller » ; on me fait marcher malgré moi ; on me fait manquer le train ; on me fait dire des choses que je ne veux pas — *phénomènes cénesthésiques* « on m'a envoyé des fluides, des sensations de chaud et de froid, des malaises bizarres, des picotements — *sensations génitales* agréables et désagréables.

Le Dr M... veut faire des expériences « médicales ». Je suis son sujet. Le professeur C... me dit que je m'explique « d'une façon lucide merveilleuse ».

Le but du Dr M... est uniquement scientifique. J'ai pour lui une grande admiration. Je crois que tous les ennuis qu'il me fait c'est uniquement dans l'intérêt de la science, ce n'est pas pour me persécuter. Le Dr M... voulait voir à quel point j'avais de la résistance ; il est arrivé à annihiler ma volonté, il la cassait par morceaux.

Quand j'ai des conversations mentales, je vois la physionomie des personnes avec qui je parle, je vois les physionomies devant mes yeux. Ce sont des physionomies nettes, très nettes, surtout le regard, physionomie avec tous ses reliefs, physionomie réelle. »

Voici encore une autre observation :

Mlle Br..., 37 ans. — Dame employée. Elle a perdu son frère en 1918. Gros choc affectif. Depuis lors elle a eu une activité intellectuelle compensatrice. Elle a fréquenté dès 1924 l'Institut Pelmann. Sentiment de dépersonnalisation et d'hostilité de l'ambiance. On l'hypnotise, on la magnétise. On lui fait écrire des inepties à son directeur. On finirait par la livrer à la prostitution.

Elle est sous la domination de l'Institut Pelman. On lui comprime le cerveau. On lui fait mouvoir les yeux, virevolter ses idées. On lui impose des pensées étrangères à elle-même (amoureuses, obscènes). Masturbations prolongées. Vague conscience d'une vie sexuelle déviée et refoulée. Dans l'asile, apaisement des symptômes. Elle ne veut pas sortir en liberté, elle s'adapte très bien à l'asile où elle est tout à fait tranquille.

Il s'agit dans ce syndrome des mécanismes affectifs d'objectivation et de neutralisation dont nous avons parlé dans notre première partie. Les phénomènes psycho-moteurs sont surtout du type d'actes forcés, de pensées forcées, d'hyperendophasie[1].

1. Dans le Mémoire dont ces pages sont extraites nous don-

* * *

Comme on le voit ces divers syndromes ont des physionomies diverses, ils admettent des explications différentes, mais ils ont quelque chose de commun très bien vu par Séglas, c'est qu'ils altèrent le moi dans son intimité. Au contraire, les *délires de persécution* proprement dits sont surtout des délires qui altèrent les rapports du moi avec l'ambiance. On doit — nous le disons pour donner ici une vue panoramique d'ensemble de tous ces délires chroniques — en distinguer deux grands groupes : le type du *délire chronique de Magnan* et les *Psychoses paranoïaques* auxquelles il est apparenté. Mais dans ces délires justement, les symptômes dont nous nous occupons sont exceptionnels.

II. — Les troubles psycho-moteurs dans les divers états psychopathiques

Ils ont été étudiés particulièrement dans trois affections mentales : La manie, la mélancolie et la paralysie générale.

1° *Dans la manie.*

Nous croyons qu'il s'agit là d'un type clinique très fréquent : les délires d'influence et d'inspiration dans la *manie*. A part la communication d'Heuyer et Logre en 1920 et quelques observations publiées isolément, nous ne connaissons pas de travail d'ensemble sur ce point.

Voici quelques observations :

De V..., 47 ans. — Excitation psychique. Volubilité. Expansion. Expériences de T. S. F. On lui fait passer des

nions une longue observation d'un malade (Le cas Henri) particulièrement intéressant à ce point de vue. Nous publierons son observation ailleurs (*A. M. P.*, 1934).

clichés qui représentent toute sa vie. C'est un cinéma dans sa tête mais pas dans les yeux. Tout est représenté. même ses rapports avec son mari ou quand elle est au cabinet. On parle par sa bouche. On ne lui laisse même pas le temps de penser. Elle a l'écriture automatique. Projets grandioses, inventions, etc.

Ray..., 52 ans. — Excitation maniaque. Le Saint-Esprit parle par ma bouche. Je viens ici pour qu'on m'agrandisse le cerveau, on m'a donné des idées plus généreuses. Je dois révolutionner le monde. Dieu parle par ma bouche. Il me force de causer. Je ne peux pas m'arrêter de causer quand le Saint-Esprit me parle. Mes paroles comptent pour le Jugement de Dieu. Je parle de Dieu par la pensée, je ne l'entends pas par les oreilles, je suis fille de Dieu. Par moments, c'est Dieu qui s'sxprime par ma bouche. Excitation. Fuite des idées. Erotisme.

Georg..., 27 ans. — Excitation psychique. Logorrhée intarissable, confuse, extravagante. Elle descend des rois de France, des Hohenzollern et de Georges d'Italie.

On lui montre des images. Ces images lui traversent l'esprit. Ce ne sont pas du tout des êtres réels, c'est par magnétisme. On lui fait de la suggestion. C'est comme une voix qui parle dans la tête, dans l'imagination. Pendant ces conversations elle entrevoit des personnages. On lui fait de la transmission de pensée. On vient de lui raconter toutes les conversations qu'elle a eues. « J'en ai eu avec un médecin. » Ce sont des pensées qu'on lui envoie, qu'on lui rappelle. « Tout d'un coup le souvenir me vient d'une personne. Puis on me lance un mot dans la pensée. J'entrevois la personne. Je me rappelle alors pour quelle raison je l'ai rencontrée. Puis la conversatiou se déroule en entier. C'est comme si on la disait de vive voix. Ce n'est pas une voix, cependant je ne puis m'empêcher de la suivre. C'est fatigant. Je fais toujours de l'imagination. Elle se rappelle quand elle avait quatre jours.

Nous avons longuement observé une autre malade

Mass... qui avait eu des accès mélancoliques antérieurs et qui a développé un délire complexe d'influence et hypochondriaque. Son observation est trop longue pour la rapporter ici.

Comme l'avaient fait remarquer Heuyer et Logre, ce délire d'influence est encadré par les symptômes de la manie. C'est un délire avec sentiment d'expansion, d'élation (Janet). C'est un délire d'inspiration et d'enthousiasme (Cotard). Le malade se sent porté au-dessus de lui-même. Notons parmi les phénomènes psychomoteurs forcés qui constituent ce tableau clinique, la puissance mnésique, les représentations visuelles aperceptives qui y sont particulièrement fréquentes[1].

2° *Dans la mélancolie.*

Séglas et Londe (1892) ont étudié les phénomènes verbaux psycho-moteurs dans la mélancolie. Ils en ont réuni quatre observations typiques. En particulier, celle de Mélanie Bai... D'après ces auteurs les hallucinations psycho-motrices seraient fréquentes dans la mélancolie, mais il faut les rechercher : « Elles peuvent, écrivaient-ils, être prises pour des hallucinations auditives et peut-être celles-ci seraient-elles considérées comme plus rares si avant de les admettre on éliminait la possibilité des voix intérieures. » Observations dont nous verrons en conclusion tout le poids.

1. Certains délires spirites pourraient entrer dans ce groupe, en particulier celui d'une voyante célèbre dont M. de Clérambault a rapporté une magnifique observation en 1920 et qui présentait, selon le certificat de M. de Clérambault lui-même, des hallucinations psycho-motrices authentiques. Aussi s'étonne-t-on que rappelant ce cas en 1930 (*Soc. Méd.-Psycho.*, octobre), il prétende n'avoir jamais vu d'hallucinations chez elle. Cette question à notre sens devrait être reprise autrement que d'un point de vue pittoresque.

3e *Dans la paralysie générale.*

Elles ont été précocement étudiées dans cette affection comme nous l'avons déjà signalé dans l'historique. Nous avons pu en observer un cas.

Mme Mas..., 44 ans. — P. G. impaludée et suivie. — Par moments, dit-elle, je chante la Java, puis je chante autre chose. Mais ce n'est pas suivi. C'est un murmure que j'ai dans la bouche. Ça se fait malgré moi, ça dure pendant cinq minutes. C'est dans la tête puis dans la langue. Ce n'est pas du tout comme quelqu'un qui parle dans une bouche. C'est agaçant par moments. C'est toujours du chant. On m'entend murmurer. Dans la rue ça m'arrive. On me dit : tu chantes toute seule. Parfois je parle toute seule. J'ai quelquefois quelque chose qui me pousse dans la tête. Dans ma tête je disais de vilains mots.

Ici, comme dans les états de dissolution fonctionnelle dont nous avons déjà parlé, le sentiment d'automatisme et d'influence s'installe également pour produire ces phénomènes psycho-moteurs forcés.

4° *Dans l'hystérie.*

Les rapports de l'hystérie et des délires d'influence nous paraissent poser un des problèmes les plus passionnants de la psychiatrie. Quelque jour nous reviendrons sur les états hystéroïdes que l'on rencontre dans l'évolution de ces délires et sur l'*hystérie délirante* si oubliée aujourd'hui. Notons cependant, ici, que les syndromes d'action extérieure, avec l'érotisme refoulé, la suggestion, les états crépusculaires, le développement d'une « idée fixe » s'apparentent beaucoup, par leur structure, aux délires hystériques.

CONCLUSIONS

Réintégrés dans les délires dont ils ne sont qu'un aspect, les phénomènes psycho-moteurs forcés et imposés soutiennent des rapports étroits avec la pensée et la croyance délirantes qui conditionnent les sentiments d'influence et d'automatisme dont ils naissent.

Nous avons pu voir quelle évolution subissaient les délires et leur cortège de phénomènes psycho-moteurs. Nous avons vu l'importance du monologue. qui se détache de plus en plus de sa forme « forcée » pour sombrer dans une incohérence verbale plus ou moins complète, les séquelles paraphréniques avec leur attitude caractéristique d'objectivation délirante, celle des délires d'influence secondaires.

Tous ces faits, tous ces tableaux cliniques nous ont montré que sans le délire sous ces diverses formes, les phénomènes psycho-moteurs verbaux ne sont rien.

On pourrait en tirer la conclusion que ce sont eux qui causent le délire, et c'est ce que certains ne manquent pas de faire, mais les faits où le délire persiste seul sans eux, les faits qui montrent le délire devancer leur apparition, les faits où ils se révèlent isolés mais sans provoquer de délire (et nous en avons montré des exemples topiques) sont des arguments de fait irrécusables.

Mais il y a encore pour corroborer cette conclusion tout ce que nous avons dit précédemment, à savoir que ces phénomènes supposent les sentiments d'influence et d'automatisme eux-mêmes conditionnés par la pensée délirante (dissolution des fonctions psychiques) et par la croyance délirante (essentiellement croyance, foi, affectivité).

Une telle vision des choses procède du point de vue général auquel nous nous sommes placés. Tandis que le symptôme neurologique est un symptôme parcellaire fragmentaire, le symptôme psychiatrique est intégré dans une attitude globale, une conduite, un comportement. Vouloir traiter les phénomènes psychomoteurs verbaux forcés ou étrangers comme des phénomènes isolés qui seraient la « base du délire », c'est renverser l'ordre des phénomènes. S'ils n'étaient que ça ils seraient uniquement des convulsions, des troubles du tonus, des clonies, etc., et ils ne présenteraient pas de *signification* pour le malade. Mais le fait même qu'ils s'intègrent dans des ensembles psychiques comme les *états délirants*, nous commande d'y voir de véritables *syndromes psychiques*, c'est-à-dire des conduites, des croyances d'un certain niveau fonctionnel, de véritables comportements faits avec la substance même, la « pâte » de la personnalité.

A vouloir faire du supérieur avec du simple on ne peut construire que de l'artificiel, de l'arbitraire, de l'impersonnel, du neutre.

Si au contraire on se représente les choses selon le schéma général qui sous-tend ce travail, c'est-à-dire une personnalité perdant son unité précaire et se dissolvant en des plans successifs, chacun de ces niveaux jusqu'au plus bas sera fait de l'activité, de la personnalité sous-jacente, chaque syndrome sera plein de la signification des synthèses personnelles (tendances affectives, instinctives, inférieures) et ainsi — comme l'évolution clinique le montre — exigera pour sa compréhension totale une analyse psychogénique de moins en moins importante, mais toujours nécessaire.

Mais une autre éventualité sera encore garantie, au lieu d'être exclue. C'est que des tendances sous-jacentes et inconscientes pourront, comme dit Mourgue, « envahir la sphère de la causalité », forcer dans une certaine direction le comportement de l'individu et produire par exemple dans le cas qui nous occupe ces sentiments d'influence liés à une activité affective inconsciente dont le syndrome d'action extérieure est pour M. Claude le prototype.

Autrement dit encore, au lieu de rendre à jamais irréductibles l'un à l'autre, dans un parallélisme indéfini et stérile la *forme et le contenu* de l'hallucination psycho-motrice verbale (et de tous les symptômes psychiques) une telle hypothèse confond la forme et le contenu dans une même réalité concrète.

CONCLUSIONS

LE PROBLÈME DES PHÉNOMÈNES PSYCHO-MOTEURS VERBAUX ET LE PROBLÈME DES HALLUCINATIONS

Nous avons avec notre Maître, M. le professeur Claude ou seul, publié une série de travaux sur les phénomènes hallucinatoires envisagés à des points de vue divers. Le présent travail en est une suite que nous croyons en continuité directe avec eux. Le moment est peut-être venu de tirer de l'ensemble de ces études une première vue d'ensemble que leur diversité risquerait de compromettre[1].

Nous nous occupons et nous entendons ne nous occuper que des états hallucinatoires qui constituent un des territoires les plus importants de la pensée morbide. Johann Müller déclarait au début du siècle dernier : « On a pris les phantasmes et les hallucinations pour des représentations, à la réalité desquelles on croit. Croire à la réalité des représentations serait une erreur de la raison. On fait cette erreur parce qu'on a trop souvent en vue les hallucinations des aliénés[2]... » Nous serions bien tenté de dire que l'orientation générale de nos travaux procède, en effet,

1. Nous avons depuis la rédaction de ce Mémoire eu l'occasion d'exposer l'ensemble de nos idées sur le problème des hallucinations à la Société de psychiatrie suisse (octobre 1933), qui nous avait fait l'honneur de nous demander un rapport (*Archives suisses de Neurologie et Psychiatrie*).

2. Passage cité par Stein, in *Traité de Bumke*.

de « cette erreur ». C'est, en effet, en contact des malades aliénés que nous avons pu acquérir quelques idées sur les hallucinations. Si c'est là une méthode préjudiciable à la compréhension de tels phénomènes, il est clair que, viciées dans leur germe, toutes nos études ne signifient strictement rien.

Nous avons, dans notre premier travail sur l'*Evolution des idées sur l'Hallucination,* essayé de montrer que la définition de l'hallucination depuis Esquirol qui insistait sur la croyance intime qu'elle implique[1] avait subi une dégradation complète au point de devenir une sorte de *sensation anormale* dont le caractère le plus essentiel serait d'être un corps étranger effectif, c'est-à-dire *que de perception sans objet elle a fini par devenir un objet placé dans les plis du cerveau.* Cette notion a subi, comme l'a admirablement montré Mourgue, une telle évolution afin de s'adapter toujours davantage à la physiologie cérébrale de l'époque qui se représentait le cerveau comme un magasin d'images. L'image irritée devenait l'hallucination ou à son degré plus faible la pseudo-hallucination. Notre but dans ce travail a donc été de restituer à l'hallucination son caractère essentiel d'être une *erreur* en tant qu'elle projetait dans son sens strict et plein un objet dans la réalité alors qu'il n'existait pas.

Dans un deuxième travail (*Hallucinose et Hallucinations; Les théories neurologiques de l'hallucination*), nous avons essayé de montrer que les phénomènes hallucinatoires rencontrés dans les lésions cérébrales nerveuses ou sensorielles ne pouvaient pas

1. Et par conséquent de l'*erreur*, ce qui nous rend beaucoup plus indulgent pour cette définition de M. Janet qui n'a peut-être pas — à notre sens — assez considéré ce premier terme de la définition d'Esquirol.

par *la seule esthésie de l'image* entraîner l'erreur caractéristique de l'hallucination. Elles n'aboutissent à ce résultat (nous l'avons montré dans toute une série d'exemples) que lorsqu'elles entraînent une baisse de la critique comme on la rencontre à l'analyse de tous les états crépusculaires, confusionnels ou délirants. Pour qu'il y ait hallucination vraie il faut qu'il y ait *erreur* encore. Les conditions de cette erreur peuvent bien être des conditions morbides de l'organe cérébral, mais dans la mesure où elles entraînent une chute de niveau.

Dans un troisième article (*Hallucinations, Pseudo-hallucinations et Obsessions*) nous avons essayé d'envisager les phénomènes pseudo-hallucinatoires, ceux qui sont considérés par le sujet (et c'est l'essence même du symptôme) comme étrangers à leur pensée, parasites [1] et nous avons là aussi montré qu'il y avait encore une *erreur fondamentale*. Ce que ces sujets considèrent comme étrangers en dehors même de leur volonté, de leurs désirs, de leur personnalité, c'est encore quelque chose qui est inconnu, qui est rejeté, mais qui est cependant en continuité avec leur personnalité. Là encore il y a *une erreur* dont les conditions affectives et la chute de niveau psychique peuvent nous rendre compte.

Dans le présent travail nous venons de montrer que les « hallucinations psycho-motrices » représentaient des formes d'automatisme verbal que l'on peut grossièrement diviser en deux groupes de phénomènes : les phénomènes psycho-moteurs forcés, les phénomènes psycho-moteurs étrangers. Ces phénomènes

1. Il y a en effet dans les phénomènes appelés obsessionnels deux catégories de faits, ceux où le sujet a conscience d'être *violenté* (obsessions actives) ; ceux ou le sujet se plaint d'avoir des idées, des représentations *étrangères* (obsessions passives). Ce sont ces dernières qui nous ont particulièrement occupé ici.

sont liés à des sentiments d'influence et d'automatisme conditionnés eux-mêmes par des conditions de baisse de niveau et des conditions affectives. Ces « sentiments » primitifs par rapport aux phénomènes eux-mêmes, représentent également l'*erreur fondamentale* qui est inhérente à ces symptômes. Nous avons vu d'ailleurs ces symptômes étroitement chevillés à la pensée et à la croyance délirante et évoluer comme elles. Quand la dissolution des fonctions s'accuse, quand l'erreur même n'est plus possible, il reste de vagues monologues sans signification. Quand elle se répare et qu'elle laisse après elle une croyance délirante fondamentale, les phénomènes psychomoteurs s'adaptent à cette croyance et l'expriment. EN EUX-MÊMES CES SYMPTÔMES NE SONT RIEN, ON NE LES VOIT JAMAIS ISOLÉS ET JAMAIS COMMANDER, ÉTANT ISOLÉS, LA CROYANCE DÉLIRANTE ET L'ERREUR [1] DONT ILS PROCÈDENT.

On saisit bien ainsi l'unité de pensée qui nous a inspirés. Cette unité n'a rien que de très naturel et évident, c'est que partis d'une définition que nous croyons juste — issue, jaillie des faits d'observation clinique évidents — à savoir que l'hallucination implique une erreur, nous avons retrouvé cette erreur dans toute la série des états hallucinatoires et par là notre définition s'est trouvée elle-même encore plus solidement établie.

Une telle théorie de l'hallucination ou plutôt des divers états hallucinatoires leur restitue leur profonde unité dans le délire. Elle exige des explications qui rendent compte du phénomène lui-même, qui est l'erreur introduite, selon la remarque profonde de

1. Où serait l'erreur, et le délire d'ailleurs, si les malades ne se trompaient pas ! Alors que tout dans leurs assertions, dans leur jugement nous révèle chez eux l'erreur (interprétations, illusions, etc...).

Janet, dans l'assignation attribuée aux phénomènes psychiques dans l'échelle des « réalités » (réalité « subjective » : Moi. — Réalité demi-subjective. — Réalité objective).

A ce titre, elle *appelle et exige* toutes les théories appelées à rendre compte de cette erreur. Ces théories à notre sens peuvent être de par la structure même de l'esprit, de deux ordres : théorie affective et théorie organique enveloppées dans la conception générale de la dissolution des fonctions mentales (c'était le sens général de notre analyse de la *notion d'automatisme*, c'était le sens général également de nos conclusions de la deuxième partie de ce travail).

*
* *

Les théories contre lesquelles nous nous sommes dressés sont celles qui, au contraire, voient dans le phénomène hallucinatoire un phénomène primitif, une *sensation réelle*. On saisit bien ce qui oppose essentiellement ces deux points de vue, c'est que dans une telle conception il n'y a pas erreur fondamentale, il y a sensation effective, authentique, intense. On voit également la difficulté foncière et selon nous insurmontable d'une telle interprétation, c'est l'impossibilité de rendre compte en même temps et par la seule intensité de « l'image sensorielle » de l'erreur qui y est à notre sens impliquée (autrement qu'en la niant), et de l'ensemble des erreurs connexes qui constituent l'ensemble des croyances délirantes (qu'il est bien difficile de nier). Plus est esthésique, vive, l'image et moins elle paraît hallucinatoire, car la croyance dans sa réalité manque si ce qui la caractérise n'est qu'hyperesthésie. C'est le sens général de notre critique faite à Quercy et de notre étude de la « Croyance de l'halluciné ». Toutes les théories de ce genre, depuis

Tamburini jusqu'à M. de Clérambault se proposent d'expliquer l'esthésie par le déclenchement de l'image car l'esthésie serait l'essence de l'hallucination. *Par là elles portent, selon nous, à faux.*

Mais n'y a-t-il pas dans le cadre de l'hypothèse même qui est la nôtre possibilité de garantir également l'esthésie sans en faire la cause même de l'hallucination ?

Pour nous l'hallucination est une erreur, elle confère faussement à des processus subjectifs une réalité plus ou moins objective. Les conditions de cette croyance, avons-nous dit, devront être recherchées dans le sens des abaissements de niveau. Or ces conditions telles qu'on les trouve réalisées manifestement dans le *rêve* d'une part et dans l'*obsession active* d'autre part, ne sont-elles pas capables d'engendrer la sensorialité ? Ce sont ces deux points que nous avons successivement examinés dans notre article sur les théories neurologiques de l'hallucination et dans celui où nous avons étudié les relations de l'obsession et de l'hallucination.

Mais il y a plus encore, cette esthésie, cette sensorialité que les théories filles de celle de l'épilepsie sensorielle se proposent d'expliquer, manque précisément dans la plus grande partie des cas (pseudo-hallucinations). Ce qu'il y a alors d'essentiel, c'est le caractère « xénopathique » des phénomènes psychiques. Là encore on croit que l'on peut supprimer l'erreur qui est le symptôme lui-même par l'hypothèse de processus psychologiques qui se constitueraient en dehors même de la personnalité du sujet. Mais nous avons vu déjà dans notre article : *Hallucinations, Pseudo-hallucinations et Obsessions*, que c'était là l'illusion même du malade, une pure illusion puisque en fait l'analyse pouvait rattacher le symptôme à la personnalité du sujet. Le present travail est à ce point de vue de nature à renforcer cette opinion. Ce que nous y avons saisi constamment, c'était l'erreur, l'illusion, la délusion des malades qui articulent et croient que d'autres articulent, qui articulent et ne se rendent pas compte qu'ils articulent, qui disent « on me dit, on m'envoie des pensées, j'ai une voix dans le ventre ! etc. » Lorsque Séglas a voulu définir les phénomènes dits « hallucinations psychiques » par des hallucinations psycho-motrices il a nettement orienté le problème vers sa solution en soulignant l'erreur fondamentale du sujet quant à la participation de sa personnalité, de sa propre activité dans les phénomènes de ce genre.

Ainsi en face des théories qui posent l'hallucination comme une sensation plus ou moins dégradée, anormale mais primitive, qui par conséquent s'imaginent les phénomènes hallucinatoires comme des sensations *plaquées* (du dedans... et on pourrait presque dire du du dehors !) sur la personnalité du sujet, notre conception (traditionnelle également comme nous l'avons bien des fois signalé, allant de Moreau de Tours à Séglas) se représente qu'elle est une *erreur conditionnée par une chute de niveau psychique à déterminisme organique ou affectif qui lui confère une sensorialité plus ou moins nette. Elle est toujours pétrie de la pâte de la personnalité du sujet et faite de sa propre activité.*

* * *

Les modes et les sens de cette objectivation sont différents. Tantôt le monde intérieur lui-même dégradé jusqu'à n'être que des images, s'objective et se réalise, c'est l'état de rêve et c'est le type de la *pensée onirique* où hallucinations, pseudo-hallucinations, illusions et interprétations s'intriquent mais sont toutes également orientées vers une réalité extérieure. Tantôt encore les affects du sujet orientés vers ses relations avec le monde extérieur, constituent un délire de persécution[1], s'objectivent jusqu'à l'hallucination avec tout son cortège habituel de troubles pseudo-hallucinatoires, illusionnels et interprétatifs. Ce sont là à notre sens les deux grandes catégories d'états *proprement hallucinatoires*. Cliniquement ils correspondent aux états confusionnels et au délire chronique type Lasségue-Falret (et Magnan).

Dans d'autres cas, comme l'a si bien vu Séglas, c'est le moi intime qui est l'objet même du délire. Ce sont ces cas où se rencontrent les hallucinations psychiques et les phénomènes psycho-moteurs, ce sont les délires d'influence, de possession, de dépersonnalisation. Nous y avons assez longuement insisté pour être bref ici. L'étude des phénomènes psycho-moteurs nous a montré qu'ils étaient liés à des états de désagrégation, d'incoordination psychique (démence paranoïde qui à notre sens est la véritable schizophrénie), ou des états de croyance délirante secondaires à un état de dépersonnalisation (Séglas) ou bien exprimant la tyrannie de certains complexes affectifs refoulés (Claude). Nous avous vu qu'ils pouvaient se dégrader, soit dans le sens des états schizophréniques (dont Kraepelin a souligné d'ailleurs et Bleuler également les rapports avec la pensée onirique), soit dans le sens des *états paraphréniques* à base d'attitude d'objectivation.

*
* *

Ainsi intégrés à des ensembles psychotiques dont ils dépendent, les phénomènes hallucinatoires dits

1. Ce sont les *hallucinations actives* de Blondel. On trouvera l'exposé de ses pénétrantes analyses des phénomènes hallucinatoires dans l'analyse critique qui en a été faite par Vermeylen.

psycho-sensoriels, peuvent être classés en plusieurs groupes :

1° Les illusions, compléments erronés de perceptions réelles ;

2° Les hallucinations, projections *dans le monde des objets*, d'objets qui n'y existent pas ;

3° Les pseudo-hallucinations : perceptions d'objets intérieurs (c'est-à-dire *objectivation* relative des phénomènes de la pensée et du langage[1].

Dans tous ces phénomènes, dans la mesure même où la perception est un acte du comportement, il y a à côté de la composante sensorielle, une composante motrice considérable. Mais c'est surtout dans les phénomènes du troisième groupe que ces rapports sont particulièrement nets car ils sont liés au *langage intérieur*, et c'est dans ce sens que nous pouvons dire avec Séglas que les hallucinations psychiques font partie des hallucinations psycho-motrices.

Nous avons dans nos études avec M. Claude isolé un groupe de phénomènes sous le nom d'*hallucinose*[2]. Ce sont des hallucinations conscientes à forte esthésie, à caractère de projection spatiale mais sans réalité. Nous pensons qu'ils doivent être rapprochés des sensations anormales. Ici, dans ce seul groupe, l'élément structural sensoriel nous paraît important et primordial.

Nous ne pensons pas que ces phénomènes soient à la base des phénomènes hallucinatoires, pas plus que nous ne pensons que les illusions sont explicables par des mécanismes purement sensoriels dans les délires. *Ils peuvent devenir l'aliment des processus hallucina-*

1. A propos de ce dernier groupe nous devons signaler des phénomènes qui ne sont pas éprouvés comme étrangers mais comme des phénomènes *intuitifs* (Targowla et Dublineau) et à ce titre restent en dehors de notre étude.

2. Nous n'appelons pas hallucinose ces états isolés artificiellement où le délire est réduit à sa seule forme hallucinatoire.

toires, mais ils n'en sont ni la condition nécessaire et encore moins suffisante.

Or, ce sont ces phénomènes qui sous le nom d'hallucination vraie ont été étudiés par Mourgue qui dans la mesure où il en a fait la base des délires hallucinatoires rejoint ainsi par un détour assez inattendu les théories issues de l'atomisme psychologique. C'est qu'il n'y a, croyons-nous, que deux attitudes possibles ou bien considérer l'hallucination comme une sensation primitive (même si on la creuse en profondeur et si on « l'arme » d'une doublure motrice puissante) et dès lors elle se développe en dehors du moi ; — ou bien on la considère comme une erreur qu'il faut admettre et expliquer comme telle sans se laisser entraîner par son mirage. Or, son mirage entraîne nécessairement si on n'y prend garde à la fonder sur des phénomènes effectifs et par là à construire des hypothèses neurologiques tout au moins inutiles car elles n'atteignent pas ce qui fonde le symptôme lui-même : l'erreur et le délire.

L'hallucination — et particulièrement l'hallucination psycho-motrice qui peut revêtir tous les aspects hallucinatoires (hallucination psychique, impulsion verbale et même voix entièrement objectivées comme nous en avons rapporté des exemples) — est un phénomène qui ne se produit pas en dehors du sujet, en dehors de sa personnalité en le laissant purement passif. Même dans les formes où le malade se croit le plus possédé, le plus réduit à *subir* son « hallucination » (comme dans les hallucinations psycho-motrices verbales) *il serait encore plus juste de dire non pas qu'il est halluciné, mais qu'il hallucine.*

*
* *

Ainsi nous pouvons répondre avec netteté aux deux questions que nous nous étions posées.

Quant à la question de savoir si les phénomènes de dissolution des fonctions du langage intérieur (exophasie, hyperendophasie, monologues, paroles épigastriques, articulations forcées, etc.) peuvent être considérés comme des phénomènes en eux-mêmes pathologiques d'automatisme élémentaire neutre sans grande relation avec la personnalité et qui commandent la croyance délirante, nous pouvons après notre première partie conclure formellement qu'il n'en est rien, qu'au contraire il s'agit d'actes de langage en eux-mêmes corrects mais seulement dévalorisés ou mal valorisés par un trouble plus général qui est le délire.

Quant à la question de savoir si une telle dissolution de la conduite interne qui est le langage est toujours sous la dépendance d'accidents organiques et ne peut pas être due à l'intervention de facteurs affectifs, nous avons pu dans la deuxième partie de ce travail, voir que dans bien des cas les *délires d'influence* dont les phénomènes psycho-moteurs verbaux ne sont qu'un reflet, sont symptomatiques de processus cérébraux ou somatiques (schizophrénie, manie, mélancolie, épilepsie, paralysie générale). Dans certains cas même (délires d'influence type Séglas) la structure même du délire montre qu'il faut pour rendre compte du trouble qu'il y ait eu un accident plus ou moins grave et durable, mais certain.

Mais il n'en reste pas moins que sous le nom de *syndrome d'action extérieure* on peut grouper avec Claude un ensemble de délires proprement psychogénétiques, c'est-à-dire dont la dissolution des fonctions du réel qu'ils impliquent paraît être déterminée par une organisation originale et morbide de la personnalité même du malade (tendances instinctivo-affectives, facteurs inconscients).

Ce que nous affirmons encore une fois en terminant c'est que l'hallucination n'est pas un objet, que ce n'est pas un produit primitif du cerveau malade. Elle tient par un réseau serré et subtil à l'ensemble de la personnalité de l'halluciné, exactement comme la moindre de nos idées, le moindre de nos actes — fût-ce le plus automatique — tient à l'ensemble de nos actes passés, de nos idées, de nos croyances, de nos désirs. Chaque image est un morceau vivant de soi. Chaque idée a ses racines dans la substance du moi. Il est aussi extravagant de croire à des idées, à des images, à des objets (sous le nom d'hallucinations) qui seraient fabriqués hors du moi et auquel celui-ci adhérerait, que de croire à la transmission de pensée. Ce serait là doubler le délire du malade, de celui du médecin ! Pas plus que la transmission de pensée n'est et ne peut être un concept scientifique[1] pas plus la théorie mécanique intégrale des symptômes mentaux ne peut être reçue. Toutes deux (comme le délire du malade) enveloppent dans leurs termes une contradiction grossière, celle de considérer la pensée comme une chose. Or, la pensée au contraire, sous tous ses aspects, n'est qu'*activité symbolique* dont le jeu nuancé est soumis à l'éventualité d'accidents qui la troublent. Nous venons d'en étudier un, celui par lequel s'introduit dans le système de ses lentilles, sa propre image, insaisissable reflet, que forme et déforme le prisme du délire.

1. Que si, par hasard, il se trouvait parmi nos lecteurs quelqu'un qui pense : « Puisque la pensée c'est de l'électricité, pourquoi l'électricité ne ferait-elle pas de la pensée ? », qu'il n'aille pas jusqu'au bout de ces lignes, qu'il ne perde pas les quelques secondes qu'exige encore la lecture d'un ouvrage qui n'est pas écrit pour lui.

BIBLIOGRAPHIE

AUDIFFRENT. — *Les mouvements irrésistibles*, Paris, 1879.

ANGIOLILLA. — Sur les localisations subjectives des hallucinations verbales psycho-motrices, *La Nuova Revista*, 1893.

BAILLARGER. — Notes de la Traduction du Traité de Grisinger (1865).

— Physiologie des hallucinations : les deux théories, *A. M. P.*, 1886, p. 19.

BALDWIN. — *La pensée et les choses* (1908).

— La mémoire affective et l'art, *Revue Philo.*, 1909.

BALLET (G.). — Les hallucinations verbales psycho-motrices chez les persécutés, *Sem. méd.*, 1891, p. 441.

— Psychologie pathologique des hallucinations, *Bull. Inst. de Psychol.*, I, 1901.

— Traité (Article de Séglas), 1903.

— La psychose hallucinatoire chronique. La désagrégation de la personnalité, *Encéph.*, 1913.

BEAUDOUIN. — Délire d'influence psychique terminé par la guérison, *Soc. Clin. mentale*, décembre 1920.

BEAUSSART. — Délire systématisé de persécution, *Soc. Méd. Mentale*, 1911.

BECHTEREW. — Sur l'audition de sa propre pensée, *Arch. f. Psych.*, 1898.

— Ecritures automatiques et autres impulsions semblables, *Monatschrift f. Psychiatrie*, 1907.

BINET. — La pensée sans images, *Revue Philo.*, 1903.

— et SIMON. — *Langage et pensée.*

BLEULER. — La démence précoce ou groupe de schizophrénies, in *Traité de Aschaffenburg* (1911).

BLONDEL. — Paranoïa et hallucinations. *Encéph.*, 1910, t. I, p. 812.
— *La conscience morbide.* Alcan, 1914.
— *Conférence* à Bruxelles, 1929.
BOIS REYMOND (DU). — Théorie de la projection, *Z. f. Physiol. der Sinnesorganem*, 1902.
BOURDON. — Résultats de travaux récents sur la perception visuelle de la profondeur, *Année Psychol.*, 1897, pp. 390 à 430.
— La sensibilité musculaire des yeux, *Revue Phil.*, octobre 1927.
— La perception du mouvement par les sensations tactiles des yeux, *Revue Phil.*, 1900.
— La pensée sans images, *Journ. de Psychol.*, 1923.
— *L'intelligence*, Alcan, 1926.
BRENER et KREIDL. — Rotation apparente du champ visuel pendant l'action d'une force centrifuge, *Pfluger's Archiv. f. Physiol.*, 1897.
BRENTANO. — La « Bewusstsein » sensorielle et noétique. Leipzig, 1928.
CAPGRAS et SÉRIEUX. — Le délire hallucinatoire chronique, in *Traité Sergent*, 1921.
CASSIRER. — Le langage et la construction du monde des objets, *Journ. de Psychol.*, 1933.
CEILLIER (A.). — L'obsession et le délire d'influence, *Soc. Clin. Méd. Ment.*, 1922.
— Erotomanie et délire d'influence, *Soc. Clin. Méd. Ment.*, 1922, p. 121.
— Du besoin de réconfort au sentiment et au délire d'influence chez un psychasthénique. *Soc. Clin. Méd. Ment.*, 1923.
— Les influencés, 5 articles, *Encéphales*, 1924.
— A propos de l'automatisme mental, *Encéph.*, 1927.
CHASLIN. — Rapport du délire et de l'hallucination, *A. M. P.*, 1890.
CLAUDE (Henri). — Diagnostic et valeur sémiologique des manifestations hallucinatoires. *Journ. Med. Fr.*, mai 1924.
— Mécanisme des hallucinations. *Journ. Hôp.*, avril 1926.
— Troubles du langage dans la démence précoce et

syndrome de Ganser. (Contribution à l'étude des troubles dynamiques dans les psychoses.) *Concours Méd.*, 1929, n° 15.

CLAUDE (Henri). — Mécanisme des hallucinations. Syndrome d'action extérieure, *Enceph.*, 1930.

CLAUDE et EY (Henri). — L'évolution des idées sur l'hallucination, *Encéph.*, mai 1932.

— — Hallucinose et hallucinations. Les théories neurologiques de l'hallucination, *Encéph.*, juillet-août, 1932.

— — Hallucinations, pseudo-hallucinations, *A. M. P.*, octobre 1932.

— — Les troubles psycho-sensoriels et états oniriques dans l'Encéphalite. *Presse Méd.*, août 1933.

— — Les Etats hallucinatoires de l'Encéphalite et le problème des hallucinations, *Encéphale*, 1933.

CLÉRAMBAULT (DE). — La fin d'une voyante, *Soc. Clin. de Méd. Ment.*, décembre 1920.

— Les psychoses hallucinatoires chroniques, *Soc. Méd. Ment.*, décembre 1923.

— Les psychoses hallucinatoires chroniques, *Soc. Méd. Ment.*, janvier 1924.

— Psychoses à base d'automatisme, *Prat. Méd. Fr.*, mai 1925.

— Psychoses à base d'automatisme, *Prat. Méd. Fr.*, juin 1926.

— Discussion, *Soc. Méd. Psychol.*, avril 1927.

— *Congrès de Blois*, 1927.

— Syndrome mécanique et conception mécaniste des psychoses hallucinatoires, A. M. P., 1927.

— Discussion, *Soc. Méd. Psychol.*, octobre 1930.

COLIN et ROBIN (G.). — Délire de possession diabolique chez une mélancolique, *Soc. Clin. Méd. Ment.*, 1923.

COTARD (J.). — Sur l'origine psychomotrice du délire, *Congrès internat.*, 1889.

GOTARD (Lucien). — Le psittacisme. *Thèse Paris*, 1907.

— Du rôle du sentiment d'automatisme dans la genèse de certains délires, *Journ. de Psychol.*, 1909, p. 135.

CRAMER (Aug.). — *Les hallucinations du sens musculaire*, Friburg, 1889.

CRAMER (Aug.). — Les hallucinations chez les sourds-muets, *Arch. f. Psychiatrie*, t. XXVIII, 1896.

CROUZON, BARUK et COSTE. — *Délire d'influence et tumeur cérébrale.*

CYON. — *Pflüger's Archiv.*, 1903.

DELACROIX. — *Le langage et la pensée*, Alcan, 1924.

DESOILLE. — Croyance et état mental des occultistes, *Hyg. Ment.*, mai 1930.

DIDE. — L'automatisme psychopathique est une résultante et non une cause, *Encéph.*, 1928, n° 1.

DILTHEY. — *In* Gesammelte Schriften. Leipzig, 1924.

DODGE. — Perception visuelle pendant le mouvement des yeux, *Psychol. Review.*, 1900.

DOLLKEN. — Les hallucinations et le « Gedankenlautwerden » (Echo de la pensée), *Arch. f. Psychiatric*, 1908, t. XLIV, pp. 425 à 452.

DUMAS. — Les psychoses hallucinatoires chroniques, *Encéph.*, avril 1907.

DÜRR. — *L'étude de l'attention*. Leipzig, 1908.

EGGER. — *La parole intérieure*. Alcan, 1881.

EY (Henri). — La notion d'automatisme en psychiatrie, *Evolution Psychiatrique*, 2e série, n° 3, 1932.

— La croyance de l'halluciné, *Ann. Méd. Psychol.*, juin 1932.

— Quelques aspects généraux du problème des hallucinations. Rapport fait à la Société suisse de Psychiatrie, *Arch. suisses de Neurol. et Psychiatrie*, 1933.

— Cf. CLAUDE et EY.

FALRET (J.). — *Traité des maladies mentales*, 1864.

— (J.-P.). — *Variétés cliniques du Délire de persécution.*

FÉRÉ (Ch.). — *Sensation et mouvement*, 1887.

FLATEAU et GUTZMANN. — *L'art du ventriloque*. Leipzig, 1894.

FLOURNOY (Th.). — Un cas de personnification. *Ann. Psychol.*, 1894.

FRANCOTTE. — Les hallucinations dites psychiques, *Bull. Soc. Méd. Ment. de Belgique*, juin 1898.

FREY (Von). — Fondements physiologiques de la perception des mouvements, *Ztschr. f. d. g. N. und. P.*, 1926, t. CIV, p. 821.

GARNIER et LE FILLATRE. — *A. M. P.*, 1895, t. I, p. 79.

GELB. — Utilisation des données pathologiques pour la psychologie et la philosophie du langage, *Journ. de Psychol.*, janvier 1933.

GELMA et LERAT. — Les hallucinations psycho-motrices verbales dans la P. G., *Revue de Psychiatrie*, 1908, p. 420.

GIMBAL. — Les hallucinations obsédantes, *Revue de Psychiatrie*, 1904 et 1906.

GOLDSTEIN. — Analyse de l'Aphasie et l'étude de l'essence du langage, *Journ. de Psychol.*, janvier 1933.

GREEF (DE). — Etude sur le rêve, la perception et l'hallucination dans leurs rapports avec la personnalité, *Journ. de Neurol. et de Psychiatrie*, n° 1, 1928.

GUILLAUME. — La théorie de la forme, *Journ. de Psychol.*, 1925.

GUIRAUD. — Les délires chroniques, *Encéphale*, 1925.

— Représentations et hallucinations, *Paris Méd.*, 1932, p. 120.

HAGEN. — Une théorie des hallucinations, *Allg. z. f. Psychiat.*, mars 1868.

HEAD (H.). — *Neurology Studies*, 2 vol., 1920.

— *Langage et localisation cérébrale*, Brain, 1923, p. 355 à 528.

— *Aphasie*, 2 vol. Cambridge, 1926.

HENRI (Victor). — Revue générale sur le sens musculaire, *Ann. Psychol.*, 1898.

HEUYER. — Réponse à A. Ceillier, *Encéphale*, 1927.

HILLEBRAND. — L'appréciation de l'éloignement, *Zeits. f. Psychol. des Sinnen*, t. VIII, pp. 97 à 151.

JAMES (W.). — *Principles of psychology*, 2 vol., 1890.

— *Précis de Psychologie* (traduction de Baudin et Berlier), Paris, 1909.

JANET (P.). — *La pensée intérieure et ses troubles*, Maloine, 1927.

— L'hallucination dans le délire de persécution. Les croyances de l'halluciné, *Revue Philo.*, 1932.

— Les sentiments dans le délire de persécution, *Journ. de Psychol.*, 1932.

— *La force et la faiblesse psychologique*. Paris, 1932.

— L'intelligence élémentaire, *Revue des cours et conférences*, mai 1932.

JULIUSBERGER. — Sur le « gedankenlautwerden », *Allg. Z. für Psych.*, 1898, t. LV, p. 29.

KANDINSKY. — Etude des hallucinations, *Arch. f. Psych.*, 1881, p. 453.

— *Considérations cliniques et critiques sur les troubles psycho-sensoriels.* Berlin, 1885.

KESTNER. — Importance psychologique du sens musculaire, *Ztschr. f. d. g. N. und P.*, 1930, t. CXXVIII, p. 215.

KLINDE, — La parole forcée, *Allg. z, f. Psych.*, t. XLVIII, 1891.

— Sur le Gedankenlautwerden, *Ach. f. Psych.*, 1894.

KOFKA. — Théorie de la forme et psychologie de l'enfant, *Journ. de Psychol.*, 1924.

KÖHLER. — La perception humaine, *Journ. de Psychol.*, 1930, p. 5.

— Les forces motrices du comportement, *Journ. de Psychol.*, 1930, p. 367.

KÖPPEN. — Le « Gedankenlautwerden » neurol., *Centralblatt*, 1896, p. 324.

KRETSCHMER. — Le « Sensitive Beziehungswahn », Berlin, 1929.

KRAEPELIN. — Troubles du langage chez les aliénés, *in Traité*, t. I (édit., 1913).

KURT GOLDSTEIN. — *Arch. f., Psych.*, 1908, t. XLIV.

— L'influence des mouvements inconscients sur la perception tactile et visuelle de l'espace, *Klin. Woch*, 1925.

LACAN (J.). — De la paranoïa dans ses rapports avec la personnalité, *Thèse Paris*, 1932.

LÉLUT. — *L'amulette de Pascal, Le démon de Socrate*, 1846.

LEROY (Bernard). — Relations entre certaines hallucinations du rêve et les images du langage intérieur, *Soc. de Psychol.*, juillet 1901.

— Le langage intérieur, *Ann. Médico-Psychol.*, 1905.

— *Le langage* (Alcan), 1905).

LEROY (Raoul) et POTTIER. — Délire spirite, *Ann. Médico-Psychol.*, octobre 1930.

— et TRÉNEL. — Troubles mentaux chez deux sœurs *Soc. Clin. Méd. Ment.*, 1911.

LÉVY-VALENSI. — Délire de persécution et spiritisme, *Soc. de Psychol.*, juin 1900.

Lévy-Valensi et Boudou. — Deux cas de délire de persécution à forme démoniaque, développé chez des débiles à la suite de pratiques spirites, *Rev. de Neurol.*, nov. 1908.
— et Lerat. — Délire de médiumnité à caractère polymorphe, *Ann. Médico-Psychol.*, mai 1909.
— Spiritisme et folie, *Encéphale*, 1910, p. 696.
— et Genil-Perrin. — Délire spirite, *Encéphale*, 1913.
— Rapport sur l'automatisme mental, *Congrès des médecins aliénistes*, Blois, 1927.
— et Picard. — Spiritisme et Pithiatisme, *Sem. des Hôp.*, juin 1929.
— et H. Ey. — Délire spirite, écriture automatique, *Ann. Médico-Psychol.*, 1931.
Lévy-Darras. — Les délires d'influence, *Thèse Paris*, 1914.
Logre et Heuyer. — Idées d'influence au cours de l'excitation maniaque, *Congrès de Strasbourg*, 1920.
Lugaro. — Les pseudo-hallucinations. Contribution à la Psychologie de la démence paranoïaque, *Riv. di Patho. Nervosa e Mentale*, 1903, t. VIII, pp. 1 et 72.
Maire et Buvat. — Hallucinations psycho-motrice dans la P. G. *Arch. de Neurol.*, 1901.
Marbe. — *Recherches expérimentales sur le jugement*, Leipzig, 1901.
Masselon. — Les hallucinations, *Journ. de Psychol.*, nov.-déc. 1912.
Messer. — *Sensation et pensée*, Liepzig, 1908.
Meyerson (I.). — Les Images, in *Traité de Psychologie de Dumas*, 1932, t. II, p. 542 à 606.
Michotte et Galli. — Recherches sur les synthèses sensorielles dans le champ de la sensibilité kinesthésique, *Contributi del Laborio di Psychol.*, di Milano, 1926.
Mignard. — De l'obsession émotive au délire d'influence, *Ann. Médico-Psychol.*, mars 1913, p. 333.
— La subduction mentale morbide, *Ann. Médico-Psychol.*, 1924, *Encéphale*, 1912, *Journ. de Psychologie*, 1923.
— L'unité psychique et les troubles mentaux, mars 1928.
Minkowski et Targowla. — Contribution à l'étude des idées d'influence, *Encéphale*, 1923, p. 652.

MINKOWSKI. — Le problème des hallucinations et le problème de l'espace, *Evol. psychiatrique*, 2e série, n° 3, 1932.

MONTASSUT et CÉNAC. — Désagrégation de la personnalité, *Soc. Clin. de Méd. Ment.*, 1924, p. 135.

MOREAU (de Tours). — Du haschich, Paris, 1845.

MOUCHET. — Le langage intérieur, *Rivista di Filosofia*, 1920.

MOURGUE. — La méthode d'étude des affections du langage d'après Jackson, *Journ. de Psychol.*, 6 octobre 1921.

— Contribution à l'histoire des théories du langage, *Arch. suisses de Neurol.*, 1930.

— *Neurobiologie de l'hallucination*, Bruxelles, 1932.

MÜLLER. — *Les phantasmes visuels* , Coblentz, 1826.

— Manuel de physiologie (*Tr. Jourdan*, Baillière, 1851).

NATHAN et MAURICE. — Idées d'influence et éthérisation, *Encéphale*, 1927, p. 374.

NUEL. — Des sensations musculaires, *Année Psychologique*, 1904.

OSSIP-LOURIÉ. — *Le langage et la verbomanie*, Alcan, 1910.

PFERSDORFF. — La schizophasie : les catégories du langage, *Trav. Clinique Psychol. de Strasbourg*, V. 1927.

PHILIPPE. — *L'image mentale* (évolution et dissolution). Alcan, 1903.

PICK. — Les zones de Head et leur importance en psychiatrie, *Journ. de Psychol.*, mars 1904.

— *Les troubles agrammatiques du langage*, Berlin, Springer, 1913.

— Psychologie du langage et autres études sur la théorie de l'aphasie, *Arch. suisses de N. et P.* (2 art.), 1923.

PIERACINI. — Contribution à l'étude des hallucinations psycho-émotives, *Il Manicomio Moderno*, 1892.

— Accès de mutisme par état hallucinatoire du centre verbal psycho-moteur, *Riv. Sper. di Freniatria*, mars 1893.

PIÉRON. — Le problème de la perception et la psychophysiologie, *Année Psychol.*, 1926.

— *Le cerveau et la pensée*, Alcan, 1923.

POLLAK ET SCHILDER. — Etude du langage impulsif, *Zeitschriftfür die g. N. ü. P.*, 1926, t. CIV, p. 480.

POTTIER. — *Troubles du langage dans les psychoses paranoïdes*, 1re série, Paris, 1930.
QUERCY. — *Étude sur l'hallucination*, Alcan, 1930 (particulièrement le chapitre : *Impulsion verbale*, t. II, p. 417.
REVAULT D'ALLONES. — Le vol de la pensée, *Encéphale*, 1924.
— L'hallucination, *Ann. Médico-Psychol.*, 1926.
— Les hétéro-impulsions, *Ann. Médico-Psychol.*, 1927, pp. 414 à 422.
RIBOT. — Le rôle latent des images motrices, *Revue Philo.*, 1912, t. I, pp. 248-268.
— Le mouvement et l'activité inconsciente, *Revue Philo.*, 1912, t. II, pp. 65 à 81.
RIEU. — Les hallucinations psycho-motrices dans la P. G., *Thèse Paris*, 1900.
RITTI. — Théorie physiologique de l'hallucination, *Thèse Paris*, 1874.
ROUBINOVITCH. — Les hallucinations verbales psycho-motrices, *Ann. Médico-Psychol.*, 1893.
SAINT PAUL. — Le langage intérieur, *Thèse Paris*. 1892.
— *Le langage intérieur et les paraphasies. La fonction endophasique*, Alcan, 1904.
SANTENOISE, CODET et ABÉLY. — Coexistence d'hallucinations sensorielles et psychiques, *Soc. Clin. Méd. Ment.*, 1924, p. 116.
SCHIFF. — Automatisme mental et spiritisme, *Ann. Médico-Psychol.*, 1926, p. 240.
SCHRÖDER. — Fremdenken und Ffremdhandeln, *Monatschrift f. Psych.*, 1926.
SÉGLAS. — L'hallucination dans ses rapports avec la fonction du langage. Les hallucinations psycho-motrices verbales, *Progrès Médical*, 1888, nos 33-34.
— Dédoublement de la personnalité et hallucinations verbales psycho-motrices, *Soc. Médico-Psychol.*, août 1889.
— *Congrès international de Médecine mentale*, 1899.
— et BEZANÇON. — De l'antagonisme des idées délirantes chez les aliénés. L'attaque et la défense, *Ann. Médico-Psychol.*, 1889.
— Troubles de la fonction du langage dans l'onomatomanie, *Médecine Moderne*, 1891.

SÉGLAS. — *Les troubles du langage chez les aliénés*, Rueff, Paris 1892, 304 pages.
— et LONDE. — Les hallucinations psycho-motrices dans la Mélancolie, *Arch. de Neurol.*, 1892, t. XXIII.
— Les persécutés auto-accusateurs et les persécutés-possédés, *Arch. de Neurol.*, 1893.
— Les hallucinations et le dédoublement de la personnalité dans la folie systématisée. Les persécutés possédés et la variété psycho-motrice du délire de persécution, *Ann. Médico-Psychol.*, 1894.
— *Leçons cliniques*, 1895.
— Les hallucinations de l'ouïe, *Congrès de Nancy*, 1896.
— Sur les phénomènes dits hallucinations psychologiques, *Congrès international de Psychologie*, 1900.
— Délire de persécution systématique sans affaiblissement intellectuel, *Ann. Médico-Psychol.*, 1910, n° 1, p. 100.
— et BARAT. — L'évolution des hallucinations, *Journ. de Psychol.*, 1913.
— — Un cas de délire d'influence, *Ann. Médico-Psychol.*, 1913.
— Hallucinations psychiques et pseudo-hallucinations verbales, *Journ. de Psychol.*, juillet-août 1914.
— Une amoureuse de prêtres, *Journ. de Psychol.*, 1922.
SÉRIEUX. — Les hallucinations psycho-motrices verbales dans la P. G., *Arch. de Neurol.*, 1894.
— Hallucinations psycho-motrices, *Gaz. hebdomadaire*, 1898.
— et CAPGRAS. — Les délires hallucinatoire, in *Traité Sergent*, 1921.
SHERRINGTON. — Brain, vol. XLI, 1918.
SONN. — Un cas de délire de possession, *Soc. Clin. Méd. Ment.*, 1922, p. 515.
STERN. — Thème de la perception, in *Traité de Bumke*, 1928.
STRICKER. — Note sur les images motrices, *Revue Philo.*, 1884.
— Du langage et de la musique (Tr. Schwiehand). Alcan, 1885.
TAMBURINI. — Les hallucinations motrices, *Rivista de Freniatria*, 1889.

TEULIÉ — Les rapports des neurologismes avec les idées délirantes. *Thèse Bordeaux*, 1927.

TRELLES. — Délire de possession chez une spirite, *Encéphale*, 1930.

VALLON. — *Arch. de Neurol.*, 1896 et 1897.

— et MARIE. — *Arch. de Neurol.*, 1898.

VERMEYLEN. — Le problème psycho-pathologique des hallucinations, *Journ. de Neurol. et de Psych.*, 1929.

VIÉ et DUPONT. — Automatisme mental chez deux sœurs, *Soc. Clin. de Méd. Ment.*, 1928, p. 213.

WHEELER. — Théorie de la volonté et sensations kinesthésiques, *Journ. of Psychol.*, 1928.

WIMMER. — Folie médiumnique, *Encéphale*, 1923.

WAERKOM (van). — La signification de certains éléments de l'intelligence dans certains troubles aphasiques, *Journ. de Psychol.*, 1921.

— Sur l'état psychique des aphasiques, *Encéphale*, 1923.

WOODWORTH. — Composantes uni-sensorielles de la perception, *The J. of Philo. Psychol. and Sc. Method*, 1907, pp. 169 à 176.

TABLE DES MATIÈRES

DEUXIÈME PARTIE

Automatisme verbal et formes délirantes.

CONCLUSION

653085 - Mai 2016
Achevé d'imprimer par
1livre.com
du rêve à la réalité !

Made in the USA
Monee, IL
05 November 2026

67815694R00125